# 医疗机构静脉用药调配中心工作分析报告

主　编　孙路路　张建中　穆殿平

国家卫生健康委医院管理研究所
中国药师协会
组织编写

科学出版社

北　京

## 内 容 简 介

本书由国家卫生健康委医院管理研究所和中国药师协会组织编写，根据调研，分析了我国医疗机构静脉用药调配中心的发展现状。全书共分两个部分。第一部分详述了调研前准备工作，包括调研目的与方法、问卷发放与回收、统计分析方法、调研内容设计。第二部分详述了调研结果，包括医院信息、静脉用药调配中心基本信息、设施设备、业务工作开展情况、人员配备情况、质量管理情况、调配费收取情况、运营成本情况、收费建议。并通过分析 2019 年和 2021 年的调研数据，对我国医疗机构静脉用药调配中心的总体发展现状进行了分析描述，目的是全面了解我国静脉用药调配中心工作现状、运营成本和现行收费情况及存在的问题，为提高静脉用药调配中心科学化、精细化管理水平提供依据。

本书适用于医疗机构的药学人员、医院管理人员、卫生行政部门的管理人员和医药企业人员阅读参考。

**图书在版编目（CIP）数据**

医疗机构静脉用药调配中心工作分析报告 / 孙路路, 张建中, 穆殿平主编. 北京 : 科学出版社, 2024. 11. -- ISBN 978-7-03-080342-9

Ⅰ. R944.1

中国国家版本馆CIP数据核字第20248EZ710号

责任编辑：路　弘 / 责任校对：张　娟
责任印制：师艳茹 / 封面设计：龙　岩

科学出版社出版
北京东黄城根北街 16 号
邮政编码：100717
http://www.sciencep.com

三河市春园印刷有限公司印刷
科学出版社发行　各地新华书店经销
*
2024 年 11 月第　一　版　开本：787 × 1092　1/16
2024 年 11 月第一次印刷　印张：10 1/4
字数：300 000

**定价：108.00 元**

（如有印装质量问题，我社负责调换）

# 编写专家组

**顾　问**　吴永佩
　　　　　颜　青

**组　长**　孙路路　国家卫生健康委医院管理研究所

**成　员**　（按姓氏笔画排序）

王　刚　杭州市第一人民医院
包健安　苏州大学附属第四医院
刘　东　华中科技大学同济医学院附属同济医院
刘　炜　首都医科大学附属北京佑安医院
刘广宣　辽宁省肿瘤医院
刘新春　山东大学齐鲁医院
孙路路　国家卫生健康委医院管理研究所
杨　威　中山大学附属第一医院
李　兵　中南大学湘雅三医院
吴永佩　国家卫生健康委医院管理研究所
张　峻　昆明医科大学附属第一医院
张文军　天津医科大学总医院
张建中　上海市老年医学中心复旦大学附属中山医院闵行梅陇院区
陈　迹　新疆医科大学第一附属医院
陈剑鸿　陆军军医大学大坪医院
封卫毅　西安交通大学第一附属医院
赵荣生　北京大学第三医院
郝志英　山西省肿瘤医院
费小凡　四川大学华西医院
夏　宏　中国科技大学附属第一医院
董　梅　哈尔滨医科大学附属肿瘤医院
董占军　河北省人民医院
颜　青　国家卫生健康委医院管理研究所

# 编写委员会


**主　审**　赵颖波　国家卫生健康委医院管理研究所

**主　编**　孙路路　张建中　穆殿平

**副主编**　吕永宁　杨　威　吕红梅　顾红燕

**编　委**　（按姓氏笔画排序）

王　刚　杭州市第一人民医院
王　刚　重庆医科大学附属儿童医院
王德旺　江苏省人民医院
包健安　苏州大学附属第四医院
司延斌　首都医科大学附属北京天坛医院
吕永宁　华中科技大同济医学院附属协和医院
吕红梅　国家卫生健康委医院管理研究所
任汝仙　贵州省遵义市第一人民医院
刘　东　华中科技大学同济医学院附属同济医院
刘　炜　首都医科大学附属北京佑安医院
刘　剑　河北医科大学第二医院
刘　晶　宜昌市中心人民医院
刘广宣　辽宁省肿瘤医院
刘续芳　内蒙古自治区人民医院
刘新春　山东大学齐鲁医院
杨　丹　江苏省省级机关医院
杨　威　中山大学附属第一医院
李　兵　中南大学湘雅三医院
李　玲　南昌大学第二附属医院
李　柯　首都医科大学附属北京世纪坛医院
李　静　青岛大学附属医院
李国春　西南医科大学附属中医医院
李桂茹　大连医科大学附属第二医院
余利军　甘肃省人民医院
宋和勇　青海省第五人民医院

张　峻　昆明医科大学附属第一医院
张文军　天津医科大学总医院
张永凯　吉林大学第一医院
张志清　云南省第一人民医院
张建中　上海市老年医学中心复旦大学附属中山医院闵行梅陇院区
张润清　宁夏银川市人民医院
陈　卓　河南省肿瘤医院
陈　迹　新疆医科大学第一附属医院
陈　熙　国家卫生健康委医院管理研究所
陈　燕　南方科技大学医院
陈剑鸿　陆军军医大学大坪医院
陈晓宇　广西壮族自治区人民医院
府裕琦　国家卫生健康委医院管理研究所
封卫毅　西安交通大学第一附属医院
赵　彬　北京协和医院
赵荣生　北京大学第三医院
郝志英　山西省肿瘤医院
费小凡　四川大学华西医院
夏　宏　中国科技大学附属第一医院
顾卫平　山东省千佛山医院
顾红燕　首都医科大学附属北京世纪坛医院
黄　浪　海南省人民医院
董　梅　哈尔滨医科大学附属肿瘤医院
董占军　河北省人民医院
廉江平　陕西省人民医院
潘艳琳　福建省人民医院
穆殿平　天津市第一中心医院

# 序　一

我们非常高兴向广大医疗机构静脉用药调配中心的从业者及相关领域的专业人士呈献《医疗机构静脉用药调配中心工作分析报告》一书。本书是国家卫生健康委医院管理研究所静脉用药调配专家委员会及相关专家共同努力的成果。

为了摸清全国医疗机构静脉用药调配中心工作现状，有针对性地制订医疗机构静脉用药调配中心促进与改进计划，落实国家卫生健康委于 2021 年 12 月发布的《静脉用药调配中心建设与管理指南(试行)》(以下简称《指南》)，加强医疗机构静脉用药调配中心的建设与管理，规范静脉用药调配中心调配行为，保障用药安全，促进合理用药，2022 年 5 月 6 日至 7 月 1 日，国家卫生健康委医院管理研究所和中国药师协会静脉用药集中调配工作委员会共同组织开展了全国医疗机构静脉用药调配中心工作调研项目，目的是全面了解我国静脉用药调配中心工作现状、运营成本和现行收费情况及存在的问题，为今后贯彻落实《指南》，提高静脉用药调配中心科学化、精细化管理水平提供依据。

本书从医院信息、静脉用药调配中心基本信息、静脉用药调配中心设施设备、静脉用药调配中心业务工作开展情况、静脉用药调配中心人员配备情况、静脉用药调配中心质量管理情况、静脉用药调配中心调配费收取情况、静脉用药调配中心运营成本、静脉用药调配中心收费建议 9 个方面分析了我国静脉用药调配中心的发展现状，是我国第一次就医疗机构静脉用药调配专业的发展状况进行全面的梳理和分析，形成的专业报告。这份报告既是我国静脉用药调配中心发展 20 余年的成果展示，又是未来高质量发展的新起点。我们期望这份关于医疗机构静脉用药调配中心的专业分析报告，能够为未来静脉用药调配中心的高质量发展摸清底数，奠定发展基础，成为新的起跑点。

国家卫生健康委医院管理研究所　王　凯

2024 年 8 月

# 序　二

2021年12月国家卫生健康委发布了《静脉用药调配中心建设与管理指南(试行)》(以下简称《指南》),《指南》发布后中国药师协会静脉用药集中调配工作委员会和国家卫生健康委医院管理研究所迅速组织全国相关领域专家，根据《指南》要求制定了《静脉用药调配中心评估规范》(以下简称《规范》)。与此同时还启动了全国医疗机构静脉用药调配中心工作调研项目，目的是全面了解我国医疗机构静脉用药调配中心工作现状、运营成本和现行收费情况及存在的问题，为今后贯彻落实《指南》,提高静脉用药调配中心科学化、精细化管理水平提供依据。

医疗机构静脉用药调配中心作为医院药学的重要部门，其规范化建设与规范化管理至关重要。现阶段医疗机构静脉用药调配中心的发展仍面临挑战，如建筑设计不规范、选址及布局不规范、管理水平参差不齐等问题。为了摸清医疗机构静脉用药调配中心的发展现状（包括取得的成效和存在的问题)，我们组织了全国医疗机构静脉用药调配中心的专家，每个省都有牵头专家作为项目负责人，收集本省医疗机构静脉用药调配中心的信息，并组织填报调研问卷，以确保问卷的数量和质量。

为了做好本次调研工作，我们成立了专家组、课题组和调研组。在此，特别感谢吴永佩主任、颜青主任两位专家对本项目的指导；感谢孙路路主任领导的课题组成员对问卷策划所付出的辛勤劳动；感谢专家组成员和调研组成员在所属省份发挥的牵头组织作用；最后还要特别感谢国家卫生健康委医院管理研究所的专家统计分析了调研数据并编写调研分析报告，出版图书分享给同行。正是有了大家的关心和支持，我们才得以顺利地完成此次调研工作。

中国药师协会　**张耀华**

2024年8月

# 前　　言

我国自1999年在上海建立第一家静脉用药调配中心（简称静配中心，PIVAS）以来，距今已有20余年的历程。静脉用药调配专业相比医疗机构中的其他医药专业来说是一个新兴专业。20多年来我国医疗机构的静配中心建设与发展迅猛，成效显著。这种工作模式在提高成品输液的质量、防范职业暴露、促进合理用药等方面作用显著。静配中心对工作环境、空气净化级别、设施设备、工作流程、人员资质、成品输液质量等方面有明确要求，并定期监测，以保证成品输液的质量。

静脉用药集中调配工作模式可以防范职业暴露，进入静配中心调配仓的人员要求必须穿防护服，戴手套、口罩、帽子，并且要定时更换，这些防护措施大大减轻了调配人员的职业暴露。而传统的分散式调配工作模式，护士的防护是不规范的，甚至没有防护，特别是在调配细胞毒类药物时，由于没有严格的职业防护导致大量的职业暴露情况发生。静脉用药集中调配工作模式还可以促进临床合理用药水平提升，在静配中心工作流程中要求药师在调配成品输液之前必须进行医嘱审核，审核合格的医嘱才能进入调配环节，审核不合格的医嘱药师要与医师沟通协商解决。而传统的由护士调配成品输液时，护士不对医嘱进行审核，护士没有审核医嘱的专业资质和能力。

为了加强医疗机构静脉用药调配中心的建设与管理，保障用药安全，促进合理用药，2021年12月国家卫生健康委印发了《静脉用药调配中心建设与管理指南（试行）》（以下简称《指南》）。《指南》就静脉用药调配中心的基本条件、人员、建筑、设施与设备、质量管理提出了方向性和原则性的要求。但是《指南》的实施情况一直没有摸清底数，静配中心存在建筑设计不规范，管理水平参差不齐的情况。

为此，2022年国家卫生健康委医院管理研究所和中国药师协会共同发起并立项全国医疗机构静脉用药调配中心工作调研项目，从医院信息、静配中心基本信息、静配中心设施设备、静配中心业务工作开展情况、静配中心人员配备情况、静配中心质量管理情况、静配中心调配费收取情况、静配中心运营成本、静配中心收费建议9个方面（共计106道题目，247个问题）开展调研，并通过分析2019年和2021年的数据，对我国静配中心的总体发展现状进行了分析描述。目的是全面了解我国静配中心工作现状、运营成本和现行收费情况及存在的问题，为今后贯彻落实《指南》，提高静配中心科学化、精细化管理水平提供依据。

本次调研的组织工作包括成立专家组、课题组、调研组、数据统计组、报告分析与报告撰写组。

专家组成员包括：王刚（杭州市第一人民医院）、包健安（苏州大学附属第四医院）、刘广宣（辽宁省肿瘤医院）、刘东（华中科技大学同济医学院附属同济医院）、刘炜（首都医科大学附属北京佑安医院）、刘新春（山东大学齐鲁医院）、孙路路（国家卫生健康委医院管理研究所）、李兵（中南大学湘雅三医院）、杨威（中山大学附属第一医院）、吴永佩、张文军（天津医科大学总医院）、张建中（上海市老年医学中心复旦大学附属中山医院闵行梅陇院区）、张峻（昆明医科大学附属第一医院）、陈剑鸿（陆军军医大学大坪医院）、陈迹（新疆医科大学第一附属医院）、封卫毅（西安交通大学第一附属医院）、赵荣生（北京大学第三医院）、郝志英（山西省肿瘤医院）、费小凡（四川大学华西医院）、夏宏（中国科技大学附属第一医院）、董梅（哈尔滨医科大学附属肿瘤医院）、董占军（河北省人民医院）、颜青。

课题组成员包括：吴永佩和颜青两位老专家担任课题组顾问，孙路路（国家卫生健康委医院管理研究所）担任课题组组长，张建中（上海市老年医学中心复旦大学附属中山医院闵行梅陇院区）、穆殿平（天津市第一中心医院）、吕永宁（华中科技大同济医学院附属协和医院）、杨威（中山大学附属第一医院）担任课题组成员。

调研组成员包括：王刚（杭州市第一人民医院）、王刚（重庆医科大学附属儿童医院）、王德旺（江苏省人民医院）、司延斌（首都医科大学附属北京天坛医院）、吕永宁（华中科技大同济医学院附属协和医院）、任汝仙（贵州省遵义市第一人民医院）、刘东（华中科技大学同济医学院附属同济医院）、刘剑（河北医科大学第二医院）、刘续芳（内蒙古自治区人民医院）、刘晶（宜昌市中心人民医院）、李兵（中南大学湘雅三医院）、李国春（西南医科大学附属中医医院）、李玲（南昌大学第二附属医院）、李静（青岛大学附属医院）、李桂茹（大连医科大学附属第二医院）、杨丹（江苏省省级机关医院）、杨威（中山大学附属第一医院）、余利军（甘肃省人民医院）、宋和勇（青海省第五人民医院）、张永凯（吉林大学第一医院）、张志清（云南省第一人民医院）、张建中（上海市老年医学中心复旦大学附属中山医院闵行梅陇院区）、张润清（宁夏银川市人民医院）、陈卓（河南省肿瘤医院）、陈迹（新疆医科大学第一附属医院）、陈晓宇（广西壮族自治区人民医院）、陈燕（南方科技大学医院）、赵彬（北京协和医院）、郝志英（山西省肿瘤医院）、夏宏（中国科技大学附属第一医院）、顾卫平（山东省千佛山医院）、黄浪（海南省人民医院）、董梅（哈尔滨医科大学附属肿瘤医院）、廉江平（陕西省人民医院）、潘艳琳（福建省人民医院）、穆殿平（天津市第一中心医院）。

数据统计组成员包括：顾红燕（首都医科大学附属北京世纪坛医院）、李柯（首都医科大学附属北京世纪坛医院）、吕红梅（国家卫生健康委医院管理研究所）、府裕琦（国家卫生健康委医院管理研究所）。

报告分析与报告撰写组（执笔人）成员包括：赵颖波（国家卫生健康委医院管理研究所）、孙路路（国家卫生健康委医院管理研究所）、吕红梅（国家卫生健康委医院管理研究所）、府裕琦（国家卫生健康委医院管理研究所）、陈熙（国家卫生健康委医院管理研究所）、顾红燕（首都医科大学附属北京世纪坛医院）、李柯（首都医科大学附属北京世纪坛医院）。

本次调研向全国30个省份发放了问卷。全国有722家医院的761个静配中心填报了问卷，共计回收761份问卷，即一份问卷对应一个静配中心。参与填写问卷的部分医院同时设立2个或2个以上静配中心，故回收问卷数量多于对应的医院数量。

本书首次比较全面系统地调研分析了我国医疗机构静配中心总体工作状况，并向行业内发布，其内容有利于各医疗机构和各地区之间相互了解，相互促进，有利于《指南》的贯彻落实，有利于各级行政管理机构有针对性地制定静配中心的管理措施。

孙路路

2024年8月

# 目 录

# 第一部分　调研前准备

## 一、调查目的

为摸清全国医疗机构静脉用药调配中心 [ 以下简称静配中心（PIVAS）] 工作现状，有针对性地制订医疗机构静配中心促进与改进计划，落实国家卫生健康委于 2021 年 12 月发布的《静脉用药调配中心建设与管理指南（试行）》（以下简称《指南》），加强医疗机构静配中心的建设与管理，规范静配中心调配行为，保障用药安全，促进合理用药，2022 年 5 月 6 日至 7 月 1 日，国家卫生健康委医院管理研究所和中国药师协会静脉用药集中调配工作委员会共同组织开展了全国医疗机构静配中心工作调研项目，目的是全面了解我国静配中心工作现状、运营成本和现行收费情况及存在的问题，为今后贯彻落实《指南》，提高静配中心科学化、精细化管理水平提供依据。

## 二、调查方法

本次调研项目以问卷调查的形式，通过问卷星平台发放问卷，由调研组中的各省（区、市）专家负责组织本省（区、市）内相关医疗机构的静配中心负责人填写问卷。

## 三、问卷发放

向国内 30 个省、自治区、直辖市发放了问卷。

## 四、问卷回收

全国 722 家医院的 761 个静配中心填报了问卷，共回收 761 份问卷，即一份问卷对应一个静配中心。参与填写问卷的部分医院同时设立 2 个或 2 个以上静配中心，故回收问卷数量多于对应的医院数量。

## 五、统计分析方法

1. 利用 Excel、SPSS 等统计软件，对问卷调查数据进行统计分析。

2.问卷中的每一个题目均设置了纳入标准和排除标准，不符合纳排标准的数据，视为无效数据，不纳入统计。故问卷中的每一个题目纳入统计分析的样本数量均不相同，根据有效数据（*N*）而定。

3. 根据问卷中每个题目的有效数据整体分布情况、波动情况和异常数据特征采用不同的统计方法。

（1）平均值法：对于数据分布具有明显集中趋势的数值，则采用均值（mean）± 标准差（SD）的统计方法，代表平均水平。

（2）中位数法：对于数据离散程度和波动情况较大，或呈偏态分布的数值，则采用中位数（MD）、25% 分位数（$P_{25}$），75% 分位数（P75）的统计方法，作为衡量和反映样本数据整体的一般水平。其中，25% 分位数又称“下四分位数”，等于该样本中所有数值由小到大排列后第 25% 的数字；75% 分位数又称“上四分位数”，等于该样本中所有数值由小到大排列后第 75% 的数字。

## 六、调研内容

调研问卷内容共分为医院信息、静配中心基本信息、静配中心设施设备、静配中心业务工作开展情况、静配中心人员配备情况、静配中心质量管理情况、静配中心调配费收取情况、静配中心运营成本情况、静配中心收费建议 9 个部分。共计 106 道题目，247 个问题，见表 1。

表 1　调研问卷内容结构

| 序号 | 一级标题 | 题号 | 题目数 | 问题数 |
|---|---|---|---|---|
| 一 | 医院信息 | 1 ～ 4 | 4 | 7 |
| 二 | 静配中心基本信息 | 5 ～ 10 | 6 | 12 |
| 三 | 静配中心设施设备 | 11 ～ 16 | 6 | 6 |
| 四 | 静配中心业务工作开展情况 | 17 ～ 38 | 22 | 82 |
| 五 | 静配中心人员配备情况 | 39 ～ 51 | 13 | 43 |
| 六 | 静配中心质量管理情况 | 52 ～ 62 | 11 | 11 |
| 七 | 静配中心调配费收取情况 | 63 ～ 76 | 14 | 42 |
| 八 | 静配中心运营成本情况 | 77 ～ 90 | 14 | 28 |
| 九 | 静配中心收费建议 | 91 ～ 106 | 16 | 16 |
| 总计 | | | 106 | 247 |

# 第二部分 调研结果

## 一、医院信息

本部分调研问卷共 4 道题（题号 1 ～ 4）。

### 1. 填报问卷的医院名称及所属地区

（1）题目：医院全称：＿＿＿＿＿＿＿＿；所属省、自治区、直辖市＿＿＿＿＿＿；所属城市＿＿＿＿＿＿。

（2）问卷回收情况：回收问卷总数为 761 份，761 份问卷均填报了本题目。

（3）问卷纳入标准

①医院全称、医院所属地区的信息已填写且可被识别。

②医院所属地区为问卷发放范围内的地区。

（4）问卷排除标准：医院全称、所属地区的信息未填写或无法识别。

（5）问卷纳排结果：本题有效问卷 761 份，无效问卷 0 份。

（6）问卷分析：本次有 722 家医院的 761 个静配中心填报了问卷，全国 761 个静配中心的各省、自治区、直辖市分布情况见表 2，图 1。静配中心各省、自治区、直辖市分布数量排名前三位的地区分别为安徽（88 个，占比 11.56%）、浙江（70 个，占比 9.20%）、山东（55 个，占比 7.23%）。

表 2　各省、自治区、直辖市 PIVAS 分布数量

| 省、自治区、直辖市 | PIVAS 数量 | 占比 % = 各省、自治区、直辖市 PIVAS 数量 /761（PIVAS 总数） |
| --- | --- | --- |
| 安徽 | 88 | 11.56% |
| 浙江 | 70 | 9.20% |
| 山东 | 55 | 7.23% |
| 江苏 | 48 | 6.31% |
| 云南 | 48 | 6.31% |
| 广东 | 47 | 6.18% |
| 黑龙江 | 46 | 6.04% |
| 湖北 | 41 | 5.39% |

续表

| 省、自治区、直辖市 | PIVAS 数量 | 占比 % = 各省、自治区、直辖市 PIVAS 数量 /761（PIVAS 总数） |
|---|---|---|
| 上海 | 34 | 4.47% |
| 江西 | 23 | 3.02% |
| 山西 | 23 | 3.02% |
| 内蒙古 | 22 | 2.89% |
| 陕西 | 22 | 2.89% |
| 广西 | 19 | 2.50% |
| 河北 | 19 | 2.50% |
| 天津 | 19 | 2.50% |
| 湖南 | 17 | 2.23% |
| 北京 | 15 | 1.97% |
| 河南 | 15 | 1.97% |
| 甘肃 | 14 | 1.84% |
| 新疆 | 10 | 1.31% |
| 贵州 | 9 | 1.18% |
| 吉林 | 8 | 1.05% |
| 青海 | 8 | 1.05% |
| 四川 | 8 | 1.05% |
| 重庆 | 8 | 1.05% |
| 辽宁 | 7 | 0.92% |
| 福建 | 6 | 0.79% |
| 海南 | 6 | 0.79% |
| 宁夏 | 6 | 0.79% |
| 总计 | 761 | 100% |

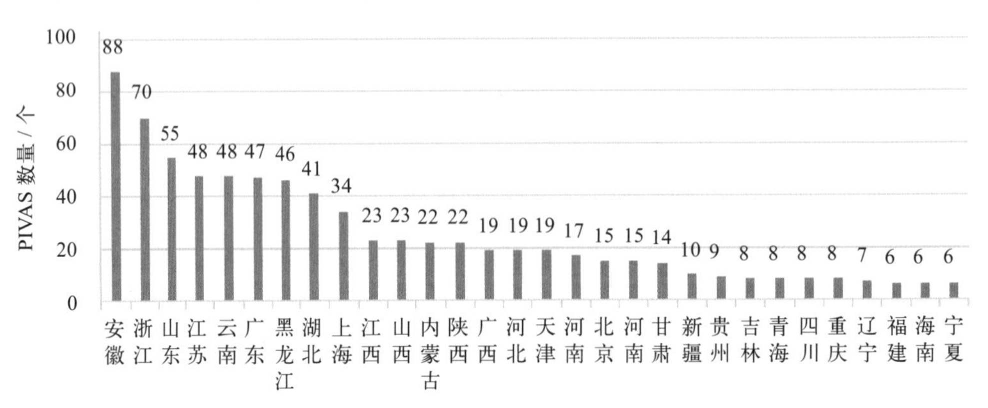


图 1　各省、自治区、直辖市 PIVAS 数量

## 2. 填报问卷的医院等级

（1）题目：医院等级（单选题）

□ 一级医院　□ 二级医院　□ 三级医院

（2）问卷回收情况：共收集 761 份问卷（表 3）

表 3　问卷回收情况

| 选项（单选题） | 问卷回收数量 | 比例 |
| --- | --- | --- |
| 一级医院 | 2 | 0.26% |
| 二级医院 | 93 | 12.22% |
| 三级医院 | 666 | 87.52% |

（3）问卷纳入标准：符合单选题答题规则，选择“一级医院”“二级医院”或“三级医院”选项。

（4）问卷排除标准：不符合单选题答题规则。

（5）问卷纳排结果：本题有效问卷 761 份，无效问卷 0 份。

（6）问卷分析：全国被调研的 722 家医院设立了静配中心，按医院等级划分，三级医院设立静配中心的有 627 家（86.84%），二级医院设立静配中心的有 93 家（12.88%），一级医院设立静配中心的有 2 家（0.28%），见表 4。静配中心主要分布于三级医院，三级医院数量明显多于二级医院和一级医院。

表 4　设立 PIVAS 的医院数量及等级

| 医院等级 | 设立 PIVAS 的医院数量 | 占比 % = 设立 PIVAS 医院数量 /722（医院总数） |
| --- | --- | --- |
| 三级 | 627 | 86.84% |
| 二级 | 93 | 12.88% |
| 一级 | 2 | 0.28% |
| 总计 | 722 | |

## 3. 填报问卷的医院类型

（1）题目：医院性质（单选题）

□ 公立　□ 军队　□ 民营

备注：军队医院纳入公立医院统计。

（2）问卷回收情况：共收集 761 份阅卷（表 5）

表 5　问卷回收情况

| 选项（单选题） | 问卷回收数量 | 比例 |
| --- | --- | --- |
| 公立医院 | 712 | 93.56% |
| 军队医院 | 12 | 1.58% |
| 民营医院 | 37 | 4.86% |

（3）问卷纳入标准：符合单选题答题规则，选择“公立”“军队”或者“民营”选项。

（4）问卷排除标准：不符合单选题答题规则。

（5）问卷纳排结果：本题有效问卷 761 份，无效问卷 0 份。

（6）问卷分析：设立静配中心的 722 家医院中，公立医院 685 家，民营医院 37 家，见表 6。同等级医院中，公立医院设立静配中心的数量明显多于民营医院，见图 2、图 3。

表 6　按医院等级、类型统计设立 PIVAS 的医院数量及占比

| 医院等级 | 医院类型 | 医院数量 | 占比 % = 设立 PIVAS 医院数量 /722（医院总数） |
| --- | --- | --- | --- |
| 三级 | 公立 | 595 | 82.41% |
| 三级 | 民营 | 32 | 4.43% |
| 二级 | 公立 | 88 | 12.19% |
| 二级 | 民营 | 5 | 0.69% |
| 一级 | 公立 | 2 | 0.28% |
| 一级 | 民营 | 0 | 0.00% |
| 总计 | | 722 | |

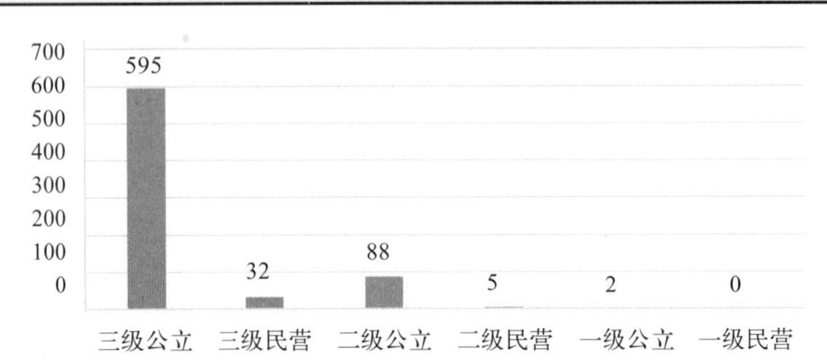


图 2　按医院等级、类型统计设立 PIVAS 的医院数量

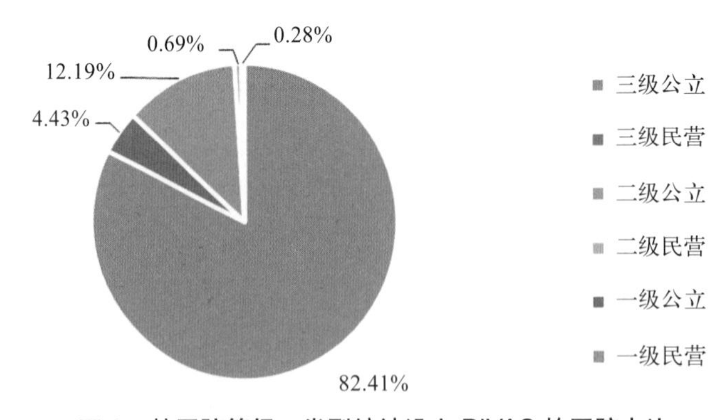


图 3　按医院等级、类型统计设立 PIVAS 的医院占比

## 4. 填报问卷的医院床位数

（1）题目：医院床位数：核定床位数______个；实际开放床位数______个。

（2）问卷回收情况：722 家医院的 761 个静配中心参与了本题调研，回收问卷 761 份。

（3）问卷纳入标准：核定床位数、实际开放床位数的信息已填写且可被识别。

（4）问卷排除标准：答案不符合本题意要求，不能判别是核定床位数、实际开放床位数的信息，未填写或无法识别的信息。

（5）问卷纳排结果：本题有效问卷 761 份，无效问卷 0 份。

（6）问卷分析

①核定床位数：设立静配中心的 722 家医院核定床位数的中位数为 1200（800，1800）张。按医院床位数分布区间划分，722 家医院中核定床位数＜ 500 张的医院有静配中心 70 个，501 ～ 1000 张的医院有 264 个，1001 ～ 2000 张的医院有 288 个，2001 ～ 3000 张的医院有 97 个，3001 ～ 4000 张的医院有 31 个，4001 ～ 5000 的医院有 8 个，＞ 5000 的医院有 3 个，见图 4。

②实际开放床位数：设立静配中心的 722 家医院实际开放床位数的中位数为 1200（800，1879）张。按医院床位数分布区间划分，722 家医院实际开放床位数＜ 500 张的医院静配中心有 58 个，501 ～ 1000 张的医院有 245 个，1001 ～ 2000 张的医院有 300 个，2001 ～ 3000 张的医院有 107 个，3001 ～ 4000 张的医院有 33 个，4001 ～ 5000 张的医院有 11 个，＞ 5000 张的医院有 7 个，见图 4。

722 家医院的核定床位数主要分布在 501 ～ 1000 张和 1001 ～ 2000 张这两个区间。

722 家医院的实际开放床位数主要分布在 501 ～ 1000 张和 1001 ～ 2000 张这两个区间。

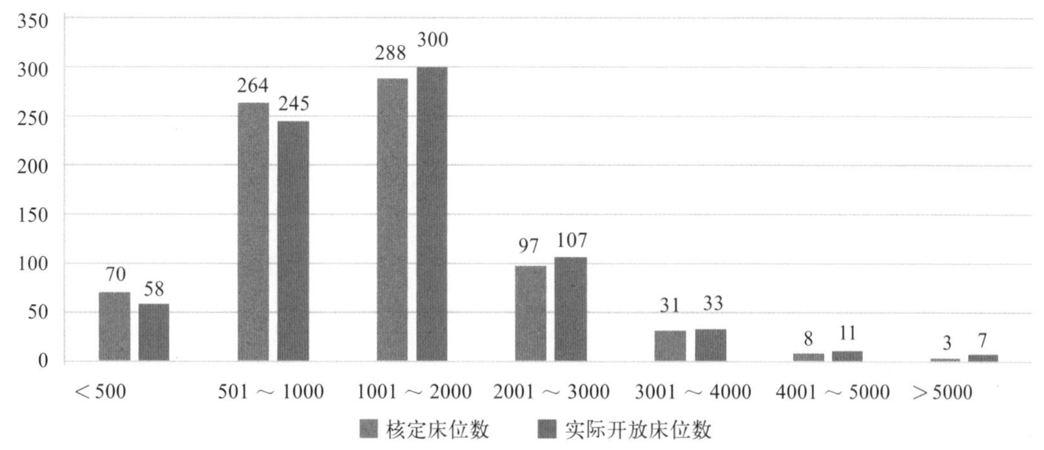


图 4 按核定 / 开放床位数量区间统计 PIVAS 的分布数量

## 二、静配中心基本信息

本部分调研问卷共 6 道题（题号 5 ～ 10）。主要包括静配中心基础建设及管理等内容。

### 5. 医院静配中心数量

（1）题目：医院静配中心的数量：______个；本调研表信息所属院区名称：________。

（2）问卷回收情况：761 个静配中心参与了本题调研，填报本题并回收的问卷数 761 份。

（3）问卷纳入标准：静配中心的数量、所属院区名称的信息已填写且可被识别。

（4）问卷排除标准：答案不符合本题意要求，不能判别是静配中心的数量、本调研表信息所属院区名称的信息，未填写或无法识别。

（5）问卷纳排结果：本题有效问卷 761 份，无效问卷 0 份。

（6）问卷分析：本次问卷共收集 761 份问卷即有 761 个静配中心填报了问卷，每一份问卷代表 1 个静配中心，故本次统计数据中的 722 家医院的静配中心数量为 761 个。其中 632 家医院设立了 1 个静配中心，79 家医院设立了 2 个静配中心，5 家医院设立了 3 个静配中心，6 家医院设立了 4 个及以上静配中心，见表 7。

1 家医院设立 1 个静配中心的情况占大多数，少数三级和二级公立医院设立了 2 个及以上的静配中心，民营医院没有设立 2 个及以上静配中心的情况。

表 7　各类型医院 PIVAS 设立的数量

| PIVAS 数量 | 三级医院 | | 二级医院 | | 一级医院 | |
|---|---|---|---|---|---|---|
| | 三级公立 | 三级民营 | 二级公立 | 二级民营 | 一级公立 | 一级民营 |
| 1 个 | 506 | 32 | 87 | 5 | 2 | 0 |
| 2 个 | 78 | 0 | 1 | 0 | 0 | 0 |
| 3 个 | 5 | 0 | 0 | 0 | 0 | 0 |
| 4 个及以上 | 6 | 0 | 0 | 0 | 0 | 0 |

## 6. 静配中心隶属部门

（1）题目：静配中心隶属部门（单选题）

□ 药学部（药剂科）　　□ 医院独立科室

□ 护理部　　□ 其他______

（2）问卷回收情况：共收集 761 份问卷（表 8）

表 8　问卷回收情况

| 选项（单选） | 问卷回收数量 | 比例 |
|---|---|---|
| 药学部（药剂科） | 697 | 91.59% |
| 医院独立科室 | 51 | 6.7% |
| 护理部 | 5 | 0.66% |
| 其他 | 8 | 1.05% |

（3）问卷纳入标准

①符合单选题答题规则，选择“药学部（药剂科）”“医院独立科室”“护理部”或“其他”选项。

②选择“其他”选项后所填写信息可被识别，答案符合本题意要求。

（4）问卷排除标准

①不符合单选题答题规则。

②选择“其他”选项后信息未填写、无法识别或所填写信息不符合本题意要求。

（5）问卷纳排结果：本题有效问卷 761 份，无效问卷 0 份。

（6）问卷分析：对有效问卷的数据进行审校，按照本题各选项内涵要求重新整理数据，结果见表 9。本题有效问卷对应的 761 个静配中心中，有 698 个静配中心（91.72%）隶属于药学部（或药剂科），51 个静配中心（6.70%）为医院独立科室，5 个静配中心（0.66%）隶属于护理部，7 个静配中心为其他情况 [ 包括 4 个（0.53%）静配中心同时隶属于药学部（或药剂科）与护理部，2 个（0.26%）静配中心隶属于制剂中心、1 个（0.13%）静配中心为待定 ]，见表 9。静配中心隶属部门主要以药学部（药剂科）为主。

表 9　PIVAS 隶属部门

| PIVAS 隶属部门 | PIVAS 数 | 占比 % =PIVAS 数 /761（PIVAS 总数） |
|---|---|---|
| 药学部（药剂科） | 698 | 91.72% |
| 医院独立科室 | 51 | 6.70% |
| 护理部 | 5 | 0.66% |
| 其他：药学部（药剂科）与护理部 | 4 | 0.53% |
| 其他：制剂中心 | 2 | 0.26% |
| 其他：待定 | 1 | 0.13% |
| 总计 | 761 | |

## 7. 静配中心启用

（1）题目：静配中心启用时间：______年。

（2）问卷回收情况：761 个静配中心参与了本题调研，填写问卷数 761 份。

（3）问卷纳入标准：静配中心启用时间的信息已填写且可被识别。

（4）问卷排除标准

①答案不符合本题意要求，不能判别是静配中心启用时间的信息。

②正在建设中并未投入使用的静配中心。

（5）问卷纳排结果：本题有效问卷 741 份，无效问卷 20 份。

（6）问卷分析：本题有效问卷对应的 741 个静配中心启用时间的中位数为 2015（2012，2019）年，见图 5。2000—2013 年静配中心启用数量呈明显上升趋势，2013 年静配中心启用数量最多，有 70 个；2014—2021 年静配中心启用数量增幅趋势平缓，数量在 45 ～ 65 个。

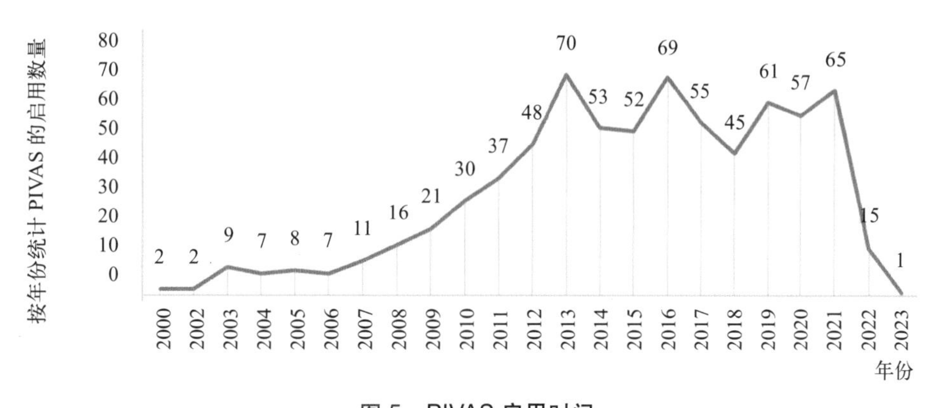


图 5　PIVAS 启用时间

### 8. 静配中心管理模式

（1）题目：静配中心管理模式（单选题）

□ 药学单独管理　□ 药护共管

□ 护理单独管理　□ 其他：______

备注：药护共管模式是指静配中心工作流程中环节管理分别由药剂科和护理部共同承担，不包括人事管理。

（2）问卷回收情况：共收集 761 份问卷（表 10）

表 10　问卷回收情况

| 选项（单选） | 问卷回收数量 | 比例 |
|---|---|---|
| 药学单独管理 | 490 | 64.39% |
| 药护共管 | 260 | 34.16% |
| 护理单独管理 | 4 | 0.53% |
| 其他 | 7 | 0.92% |

（3）问卷纳入标准

①符合单选题答题规则，选择“药学单独管理”“药护共管”“护理单独管理”或“其他”选项。

②选择“其他”选项后所填写信息可被识别，答案符合本题意要求。

（4）问卷排除标准

①不符合单选题答题规则；

②选择“其他”选项后信息未填写、无法识别或所填写信息不符合本题意要求；

③正在建设中并未投入使用的静配中心。

（5）问卷纳排结果：本题有效问卷 758 份，无效问卷 3 份。

（6）问卷分析：按照管理模式划分，本题有效问卷对应的 758 个静配中心中有 490 个静配中心（占比 64.64%）由药学单独管理，有 260 个静配中心（占比 34.30%）由药护共管，有 4 个静配中心（占比 0.53%）由护理单独管理，有 4 个静配中心（占比 0.53%）为其他，见表 11、图 6。目前静配中心的管理模式以药学部门管理为主。

表 11　PIVAS 管理模式

| PIVAS 管理模式 | PIVAS 数 | 占比 % =PIVAS 数 /758（PIVAS 总数） |
|---|---|---|
| 药学单独管理 | 490 | 64.64% |
| 药护共管 | 260 | 34.30% |
| 护理单独管理 | 4 | 0.53% |
| 其他 | 4 | 0.53% |
| 总计 | 758 | |

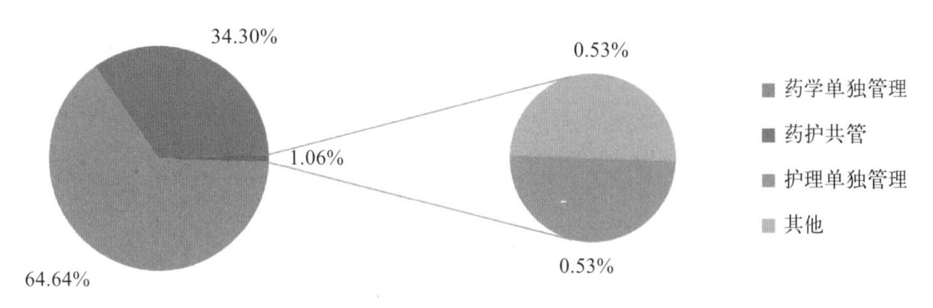


图 6 PIVAS 管理模式占比

## 9. 静配中心服务床位数

（1）题目：静配中心服务床位数：______张。

（2）问卷回收情况：761 个静配中心参与了本题调研，填写问卷数 761 份。

（3）问卷纳入标准：静配中心服务床位数的信息已填写且可被识别。

（4）问卷排除标准

①答案不符合本题意要求，不能判别是静配中心服务床位数的信息。

②正在建设中并未投入使用的静配中心。

（5）问卷纳排结果：本题有效问卷 749 份，无效问卷 12 份。

（6）问卷分析：本题有效问卷对应的 749 个静配中心的服务床位数的中位数为 880（543，1357）张。749 个静配中心中，服务床位数＜ 100 张的医院有 6 个，100 ～ 500 张的有 155 个，501 ～ 1000 张的有 290 个，1001 ～ 2000 张的有 238 个，2001 ～ 3000 张的有 52 个，＞ 3000 张的有 8 个，见图 7。

按服务床位数分布区间，统计 749 个静配中心的服务床位数。服务床位数＜ 100 张的静配中心数量为 6 个，服务床位数在 100 ～ 500 张有静配中心数量为 155 个，服务床位数在 501 ～ 1000 张的静配中心数量为 290 个，服务床位数在 1001 ～ 2000 张的静配中心数量为 238 个，服务床位数在 2001 ～ 3000 张的静配中心数量为 52 个，服务床位数＞ 3000 张的静配中心数量为 8 个。

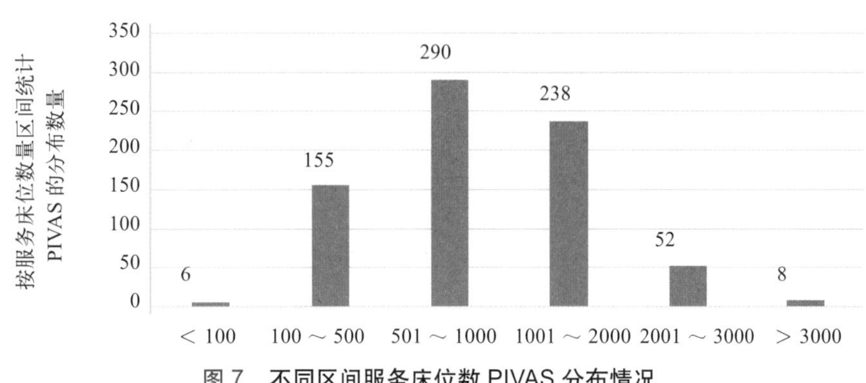


图 7 不同区间服务床位数 PIVAS 分布情况

### 10. 静配中心每日工作时间

（1）题目：静配中心每日工作时间：______小时。

备注：若静配中心与住院药房一体化管理模式医院，只统计静配中心集中调配工作时间。

（2）问卷回收情况：761 个静配中心参与了本题调研，填写问卷数量为 761 份。

（3）问卷纳入标准：静配中心每日工作时间的信息已填写且可被识别。

（4）问卷排除标准

①答案不符合本题意要求，不能判别是静配中心每日工作时间的信息。

②正在建设中并未投入使用的静配中心。

（5）问卷纳排结果：本题有效问卷 746 份，无效问卷 15 份。

（6）问卷分析：本题有效问卷对应的 746 个静配中心每日工作平均时间为（9.4 ± 3.7）小时。有 376 个静配中心（50.40%）每日工作时间为 1 ～ 8 小时，339 个静配中心（45.44%）每日工作时间为 8 ～ 16 小时，8 个静配中心（1.07%）每日工作时间为 16 ～ 24 小时，23 个静配中心（3.08%）每日工作时间为 24 小时，见表 12、图 8。

746 个静配中心每日工作时间主要分布在 1 ～ 16 小时区间。

表 12　PIVAS 每日工作时间

| 每日工作时间（小时） | PIVAS 数 | 占比 % =PIVAS 数 /746（PIVAS 总数） |
|---|---|---|
| 1 ～ 8 | 376 | 50.40% |
| 8 ～ 16 | 339 | 45.44% |
| 16 ～ 24 | 8 | 1.07% |
| 24 | 23 | 3.09% |
| 总计 | 746 | |

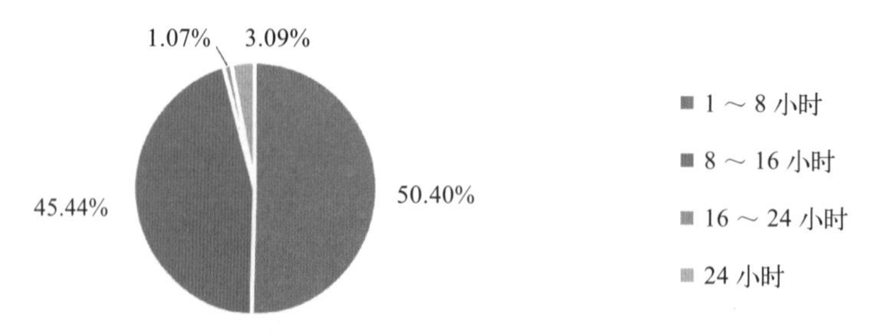


图 8　PIVAS 每日工作时间占比

## 三、静配中心设施设备

本部分调研问卷共 6 道题（题号 11 ～ 16）。

### 11. 静配中心位置

（1）题目：静配中心位置（楼层）：____；总面积：____$m^2$，其中洁净区面积：____$m^2$。

备注：洁净区包括调配操作间，一次更衣室，二次更衣室及洗衣洁具间。

（2）问卷回收情况：761 个静配中心参与了本题调研，填写问卷数 761 份。

（3）问卷纳入标准：静配中心的位置（楼层）、总面积及洁净区面积的信息已填写且可被识别。

（4）问卷排除标准：①答案不符合本题意要求，不能判别是静配中心的位置（楼层）、总面积及洁净区面积的信息。②静配中心总面积及洁净区面积：正在建设中并未投入使用的静配中心。

（5）问卷纳排结果

①静配中心位置（楼层）：有效问卷 758 份，无效问卷 3 份。

②总面积调研：有效问卷 758 份，无效问卷 3 份。

③洁净区面积调研：有效问卷 758 份，无效问卷 3 份。

（6）问卷分析

①静配中心位置（楼层）：本题有效问卷对应的 758 个静配中心中，有 746 个静配中心（占比 98.42%）的位置建立在 1 层及以上，12 个静配中心（占比 1.58%）的位置建立在 1 层以下，见表 13，图 9。本次调研的静配中心建设楼层主要分布在 1 层以上。

表 13 PIVAS 建设楼层位置

| 楼层位置 | PIVAS 数 | 占比 % =PIVAS 数 /758（PIVAS 总数） |
|---|---|---|
| 1 层及以上 | 746 | 98.42% |
| 1 层以下 | 12 | 1.58% |
| 总计 | 758 | |

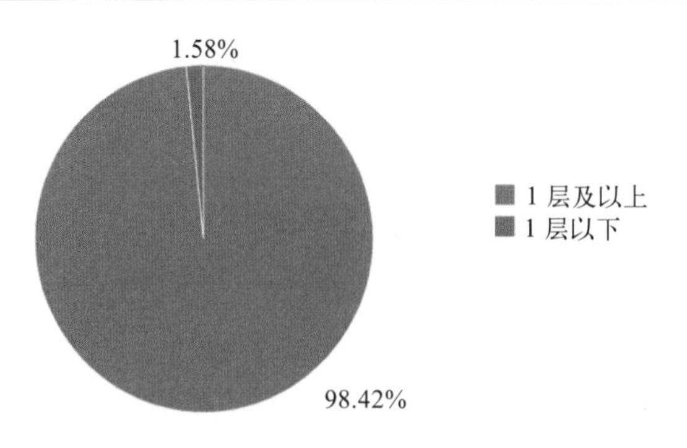


图 9 PIVAS 建设楼层位置占比

②静配中心总面积：本题有效问卷对应的 758 个静配中心的总面积中位数为 527.00（390.00，742.50）$m^2$，平均面积为 598.83$m^2$。按面积区间划分，758 个静配中心中建设总面积＜300$m^2$ 的有 81 个，300～500$m^2$ 的有 277 个，501～650$m^2$ 的有 155 个，651～850$m^2$ 的有 119 个，851～1000$m^2$ 的有 54 个，＞1000$m^2$ 的有 72 个，见图 10。

758 个静配中心建设总面积主要分布在 300～850$m^2$。

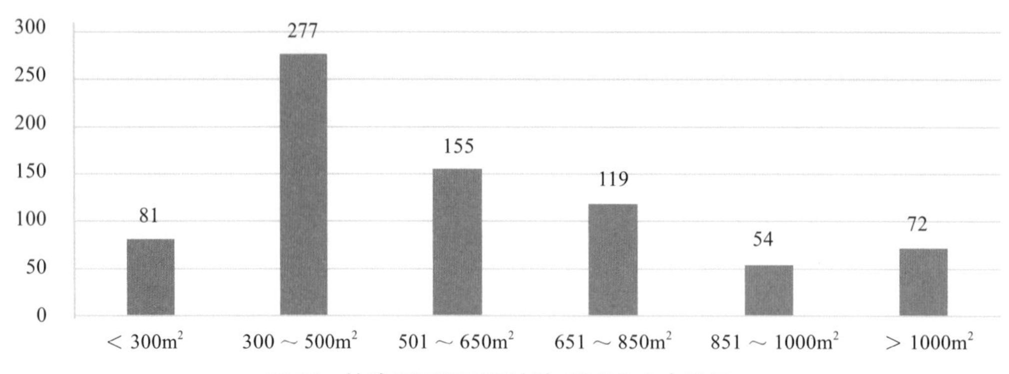


图 10　按建设面积区间统计 PIVAS 分布数量

③静配中心洁净区面积：本题有效问卷对应的 758 个静配中心的洁净区面积中位数为 120.00（90.37，185.50）$m^2$，洁净区平均面积为 157.73$m^2$。按洁净区面积区间划分，758 个静配中心中洁净区面积＜ 50$m^2$ 的有 25 个，51 ～ 99$m^2$ 的有 199 个，100 ～ 300$m^2$ 的有 483 个，301 ～ 500$m^2$ 的有 33 个，＞ 500$m^2$ 的有 18 个，见图 11。

758 个静配中心洁净区面积主要分布在 51 ～ 300$m^2$。

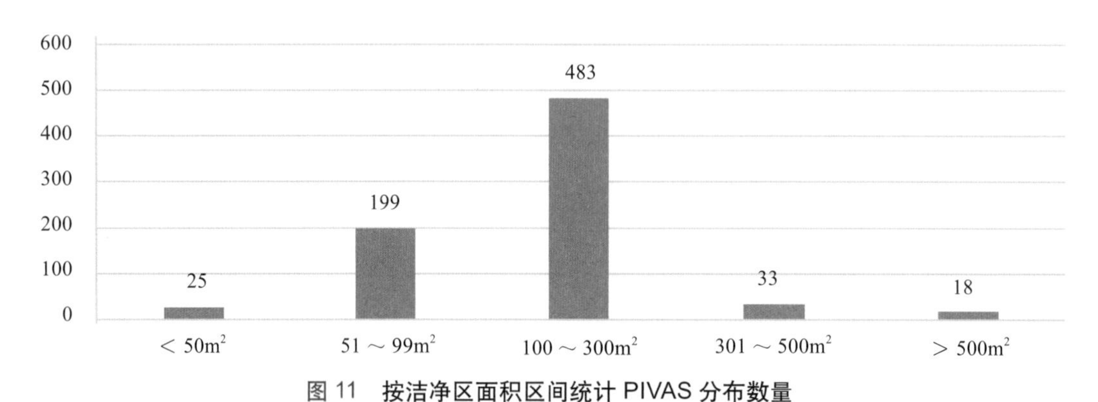


图 11　按洁净区面积区间统计 PIVAS 分布数量

## 12. 静配中心普通输液与肠外营养液调配间层流台、生物安全柜配备

（1）题目：静配中心普通输液与肠外营养液调配间配备水平层流台有______台，垂直层流台有______台；抗菌药及危害药品调配间配备生物安全柜有______台，型号______。

备注：如无，填写 0；生物安全柜型号：Ⅱ级 A2 型或Ⅱ级 B2 型。

（2）问卷回收情况：761 个静配中心参与了本题调研，填写问卷数 761 份。

（3）问卷纳入标准：静配中心普通输液与肠外营养液调配间配备水平层流台、垂直层流台的数量已填写且可被识别。抗菌药及危害药品调配间配备生物安全柜数量及其型号的信息已填写且可被识别。

（4）问卷排除标准

①答案不符合本题意要求，不能判别是静配中心普通输液与肠外营养液调配间配备水平层流台、垂直层流台的数量，抗菌药及危害药品调配间配备生物安全柜的数量及其型号。

②答案为“0”的问卷。

③正在建设中并未投入使用的静配中心。

（5）问卷纳排结果

①水平层流台调研：有效问卷722份，无效问卷39份。

②垂直层流台调研：有效问卷112份，无效问卷649份。

③生物安全柜及型号：有效问卷754份，无效问卷7份。

（6）问卷分析

①普通输液与肠外营养液调配间水平层流台及垂直层流台数量。86个静配中心既配备了水平层流台又配备了垂直层流台。

本题有效问卷对应的722个静配中心配备了水平层流台，其中636个静配中心只配备了水平层流台，86个静配中心既配备了水平层流台又配备了垂直层流台。每个静配中心配备水平层流台数量的中位数为6（4，9）台。

②本题有效问卷对应的112个静配中心配备了垂直层流台，其中26个静配中心只配备了垂直层流台，86个静配中心既配备了水平层流台又配备了垂直层流台。每个静配中心配备垂直层流台数量的中位数为5（3，7）台。

③抗菌药与危害药品调配间生物安全柜数量及型号：本题有效问卷对应的754个静配中心配备了生物安全柜，每个静配中心配备生物安全柜的中位数为5（4，7）台，生物安全柜型号台数与静配中心数量占比、生物安全柜型号台数与总台数占比见表14，图12、图13。

静配中心生物安全柜型号主要以A2型、B2型为主。

表14　生物安全柜型号台数与PIVAS数量占比

| 型号 | 台数 | PIVAS占比 = 台数/754（PIVAS总数） | 台数占比% = 台数/1358（总台数） |
|---|---|---|---|
| 11229BBC86 | 2 | 0.27% | 0.15% |
| 11231BBC86 | 1 | 0.13% | 0.07% |
| A2型 | 672 | 89.12% | 49.48% |
| B2型 | 676 | 89.66% | 49.78% |
| B3型 | 4 | 0.53% | 0.29% |
| CBK-D201 | 1 | 0.13% | 0.07% |
| HFsafe-1500TE、HFsafe-1200TE | 1 | 0.13% | 0.07% |
| HFsafe1200 | 1 | 0.13% | 0.07% |
| 总计 | 1358 | | 100.00% |

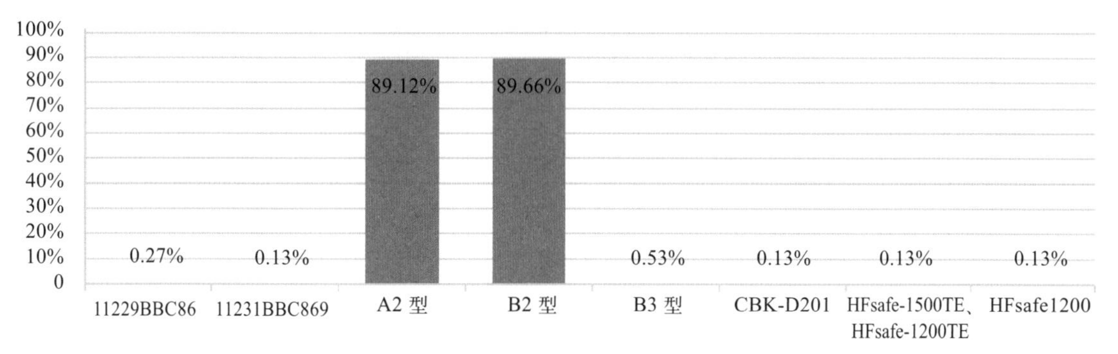


图12　生物安全柜型号台数与PIVAS数量占比

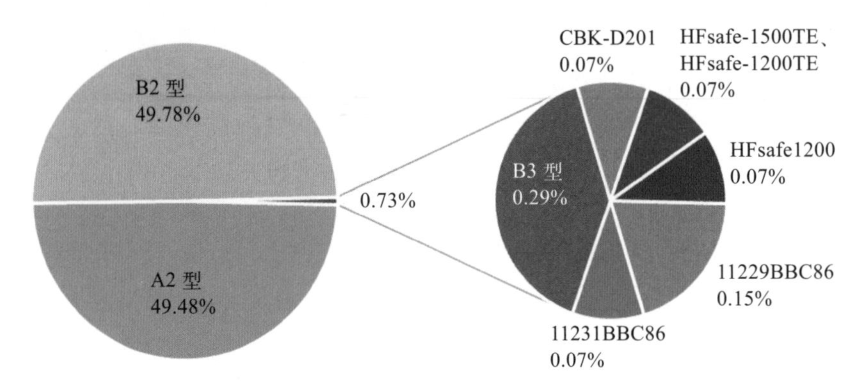


图 13 生物安全柜型号台数与总台数占比

## 13. 静配中心自动化、机械化设备

（1）题目：静配中心自动化、机械化设备包括（多选题）

□ 自动摆药机 □ 自动贴签机 □ 自动加药调配机

□ 自动盘点机 □ 自动成品分拣机 □ 自动物流轨道车

□ 其他：__________

（2）问卷回收情况：共收集 761 份问卷（表 15）

表 15 问卷回收情况

| 选项（多选） | 设备数量 |
|---|---|
| 自动摆药机 | 104 |
| 自动贴签机 | 182 |
| 自动加药调配机 | 98 |
| 自动盘点机 | 41 |
| 自动成品分拣机 | 190 |
| 自动物流轨道车 | 104 |
| 其他 | 450 |

（3）问卷纳入标准

①符合多选题答题规则，选择“自动摆药机”“自动贴签机”或“其他”等选项。

②选择“其他”选项后所填写信息可被识别，答案符合本题意要求。

（4）问卷排除标准

①不符合多选题答题规则。

②选择“其他”选项后信息未填写、无法识别或所填写信息不符合本题意要求。

③正在建设中并未投入使用的静配中心。

（5）问卷纳排结果：本题有效问卷 756 份，无效问卷 5 份。

（6）问卷分析：对有效问卷的数据进行审核，按照本题各选项内涵要求重新整理数据，结果见表 16。

本题有效问卷对应的 756 个静配中心中，有 383 个静配中心（50.66%）无自动化、机械化设备，373 个静配中心配备了自动化、机械化设备。配备自动化、机械化设备的 373 个静配中心中，有 104 个静配中心（13.76%）配备了自动摆药机，有 182 个静配中心（24.07%）配备了自动贴签机，有 107 个静配中心（14.15%）配备了自动加药调配机，有 41 个静配中心（5.42%）配备了自动盘点机，有 190 个静配中心（25.13%）配备了自动成品分拣机，有 112 个静配中心（14.81%）配备了自动物流轨道机，有 64 个静配中心（8.47%）配备了其他设备（包括自动洗筐机、自动振动器、自动剥盖机、标签打印机、物流机器人、智能存储系统、智能温湿度监测系统、PDA 扫描机、统排机、药梯等设备），见表 16、图 14。

静配中心没有自动化、机械化设备的比例约占本次纳入统计的静配中心总数的一半（50.66%）。有自动化、机械化设备的静配中心中，自动成品分拣机和自动贴签机为主要设备。

表 16　PIVAS 自动化、机械化设备情况

| 自动化、机械化设备 | 设备数量 | 每个 PIVAS 拥有该设备数量（设备数量 / 373）（注：373=756 个 PIVAS-383 个无自动化、机械化设备的 PIVAS） | 该类型设备占总设备数量的比例 % = 设备数量 /800（设备总数） |
|---|---|---|---|
| 自动摆药机 | 104 | 0.28 | 13.00% |
| 自动贴签机 | 182 | 0.49 | 22.75% |
| 自动加药调配机 | 107 | 0.29 | 13.38% |
| 自动盘点机 | 41 | 0.11 | 5.12% |
| 自动成品分拣机 | 190 | 0.51 | 23.75% |
| 自动物流轨道车 | 112 | 0.30 | 14.00% |
| 其他设备 | 64 | 0.17 | 8.00% |
| 总计 | 800 | | |

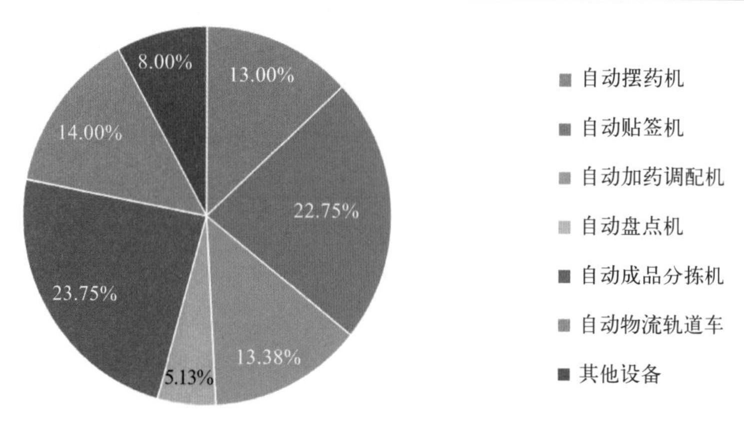


图 14　自动化、机械化设备台数与总台数占比

## 14. 静配中心是否配备智能静脉用药调配机器人

（1）题目：静配中心是否配备“智能静脉用药调配机器人”？（单选题）

□ 是。填出设备厂家型号：________

□否

备注："智能静脉用药调配机器人"指静配中心各调配环节全部由调配系统自动操作完成。

(2) 问卷回收情况：共收集 761 份问卷（表 17）

表 17 问卷回收情况

| 选项（单选） | 问卷回收数量 | 比例 |
|---|---|---|
| 是。填出设备厂家型号： | 48 | 6.31% |
| 否 | 713 | 93.69% |

(3) 问卷纳入标准

①符合单选题答题规则，选择"是"或"否"选项。

②选择"是"选项后所填写信息可被识别，答案符合本题意要求。

(4) 问卷排除标准

①不符合单选题答题规则。

②选择"是"选项后信息未填写、无法识别或所填写信息不符合本题意要求。

(5) 问卷纳排结果

①静配中心是否配备"智能静脉用药调配机器人"：有效问卷 761 份，无效问卷 0 份。

②智能静脉用药调配机器人厂商型号调研：有效问卷 47 份，无效问卷 1 份。

(6) 问卷分析

①静配中心是否配备"智能静脉用药调配机器人"：有效问卷对应的 761 个静配中心中，有 48 个静配中心（占比 6.31%）配备了智能静脉用药调配机器人，有 713 个静配中心（占比 93.69%）未配备智能静脉用药调配机器人，见表 18、图 15。多数静配中心未配备智能静脉用药调配机器人。

②智能静脉用药调配机器人厂商型号：已配备智能静脉用药调配机器人的 48 个静配中心中，其中有 1 个静配中心所填写内容无法识别，故以下为 47 个静配中心配备智能静脉用药调配机器人的情况，共涉及 8 家智能静脉用药调配机器人厂商。有 31 个静配中心配备了无锡安之卓医疗机器人有限公司的 PYJQR-F02型号智能静脉用药调配机器人；有 7 个静配中心配备了深圳市博为医疗机器人有限公司 AI-XI-04、AI-AB-02 型号智能静脉用药调配机器人；有 5 个静配中心配备了深圳卫邦科技有限公司 WEINAS PD160型号智能静脉用药调配机器人；有 2 个静配中心配备了成都杰士德科技有限公司 X006P、A004 型号智能静脉用药调配机器人；有 2 个静配中心配备了安充 AC-T4-XL16；其余厂商及设备均为被 1 个静配中心配备，有 3 个静配中心同时配备了无锡安之卓医疗机器人有限公司的 PYJQR-F02 型号智能静脉用药调配机器人和深圳市博为医疗机器人有限公司 AI-XI-04、AI-AB-02 型号智能静脉用药调配机器人，见表 19。

无锡安之卓医疗机器人有限公司 PYJQR-F02 为这 47 个静配中心中使用最多的智能静脉用药调配机器人厂商。

表 18 PIVAS 配备智能静脉用药调配机器人的情况

| 智能静脉用药调配机器人 | PIVAS 数 | 占比 % =PIVAS 数 /761（PIVAS 总数） |
|---|---|---|
| 是：已配备 | 48 | 6.31% |
| 否：未配备 | 713 | 93.69% |

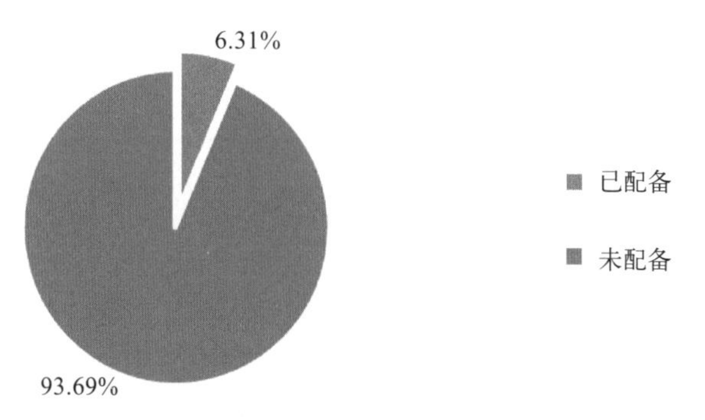


图 15 PIVAS 配备智能静脉用药调配机器人的情况

表 19 智能静脉用药调配机器人厂商型号

| 已配备设备公司型号 | 设备台数 | 台数占比 % = 设备台数 /50（设备总台数） |
|---|---|---|
| 无锡安之卓医疗机器人有限公司 PYJQR-F02 | 31 | 62.00% |
| 深圳市博为医疗机器人有限公司 AI-XI-04、AI-AB-02 | 7 | 14.00% |
| 深圳卫邦科技有限公司 WEINAS PD160 | 5 | 10.00% |
| 成都杰士德科技有限公司 X006P，A004 | 2 | 4.00% |
| APOTECAchemoRev.C | 1 | 2.00% |
| 安充 AC-T4-XL16 | 2 | 4.00% |
| 桑谷海豚 3 配液机器人 | 1 | 2.00% |
| 芬兰 G-ICON | 1 | 2.00% |
| 总计 | 50 | |

## 15. 静配中心工作流程软件的设计开发

（1）题目：静配中心工作流程软件的设计开发（单选题）

☐ 医院信息科自主设计开发　☐ 静配中心承建方自主设计开发

☐ 第三方软件公司设计开发　☐ 其他情况：__________

备注：第三方是指医院、建筑企业以外的软件开发公司。

（2）问卷回收情况：共收集 761 份问卷（表 20）

表 20 问卷回收情况

| 选项（单选） | 问卷回收数量 | 比例 |
|---|---|---|
| 医院信息科自主设计开发 | 74 | 9.72% |
| PIVAS 承建方自主设计开发 | 119 | 15.64% |

续表

| 选项（单选） | 问卷回收数量 | 比例 |
|---|---|---|
| 第三方软件公司设计开发 | 543 | 71.35% |
| 其他情况 | 25 | 3.29% |

（3）问卷纳入标准

①符合单选题答题规则，选择“医院信息科自主设计开发”“静配中心承建方自主设计开发”“第三方软件公司设计开发”或“其他情况”选项。

②选择“其他情况”选项后所填写信息可被识别，答案符合本题意要求。

（4）问卷排除标准

①不符合单选题答题规则。

②选择“其他情况”选项后信息未填写、无法识别或所填写信息不符合本题意要求。

③正在建设中并未投入使用的静配中心。

（5）问卷纳排结果：本题有效问卷 758 份，无效问卷 3 份。

（6）问卷分析：对有效问卷的数据进行审核，按照本题各选项内涵要求重新整理数据，结果见表 21。

本题有效问卷对应的 758 个静配中心中，有 74 个静配中心（占比 9.76%）的工作流程软件由医院信息科自主设计开发，119 个静配中心（占比 15.70%）工作流程软件由承建方自主设计开发，551 个静配中心（占比 72.69%）工作流程软件由第三方软件公司设计开发，14 个静配中心（占比 1.85%）工作流程软件为其他情况（其中包括 9 个静配中心没有工作程流程软件，5 个静配中心的工作流程软件统一由 HIS 系统承担），见表 21、图 16。

758 个静配中心中，采用第三方软件公司设计开发的工作流程软件为主。

表 21　PIVAS 工作流程软件的设计开发部门

| 设计开发部门 | PIVAS 数 | 占比 % =PIVAS 数 /758（PIVAS 总数） |
|---|---|---|
| 医院信息科 | 74 | 9.76% |
| PIVAS 承建方 | 119 | 15.70% |
| 第三方软件公司 | 551 | 72.69% |
| 其他情况 | 14 | 1.85% |
| 总计 | 758 | |

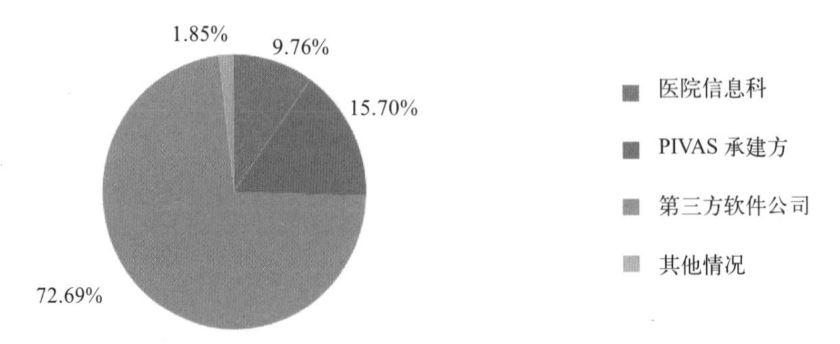


图 16　PIVAS 工作流程软件的设计开发部门占比

## 16. 静配中心自动化设备信息对接方式

（1）题目：静配中心自动化设备信息对接方式（不包括住院药房设备）（单选题）

□ 直接与医院 HIS 对接

□ 与静配中心软件平台对接

□ 其他情况：__________

（2）问卷回收情况：共收集 761 份问卷（表 22）

表 22 问卷回收情况

| 选项（单选） | 问卷回收数量 | 比例 |
|---|---|---|
| 直接与医院 HIS 对接 | 276 | 36.27% |
| 与 PIVAS 软件平台对接 | 247 | 32.46% |
| 其他情况 | 238 | 31.27% |

（3）问卷纳入标准

①符合单选题答题规则，选择“直接与医院 HIS 对接”“与静配中心软件平台对接”或“其他情况”选项。

②选择“其他情况”选项后所填写信息可被识别，答案符合本题意要求。

（4）问卷排除标准

①不符合单选题答题规则。

②选择“其他情况”选项后信息未填写、无法识别或所填写信息不符合本题意要求。

③正在建设中并未投入使用的静配中心。

（5）问卷纳排结果：本题有效问卷 758 份，无效问卷 3 份。

（6）问卷分析：对有效问卷的数据进行审核，按照本题各选项内涵要求重新整理数据，结果见表 23。

本题有效问卷对应的 758 个静配中心中，有 278 个静配中心自动化设备信息对接方式为直接与医院 HIS 系统对接，248 个静配中心自动化设备信息与静配中心软件平台对接，232 个静配中心为其他情况（包括 228 个静配中心表示无自动化设备，故无须设备信息对接；其余 4 个静配中心表示为物流系统单独运行、智能送药机器人无须与设备信息对接、与第三方对接），详细见表 23、图 17。

没有自动化设备的静配中心、自动化设备信息直接与医院 HIS 系统对接的静配中心以及自动化设备信息与静配中心软件平台对接，这三者的占比相当。

表 23 PIVAS 自动化设备信息对接方式

| 对接方式 | PIVAS 数 | 占比 % =PIVAS 数 /758（PIVAS 总数） |
|---|---|---|
| 直接与医院 HIS 对接 | 278 | 36.68% |
| 与 PIVAS 软件平台对接 | 248 | 32.72% |
| 其他 | 232 | 30.60% |

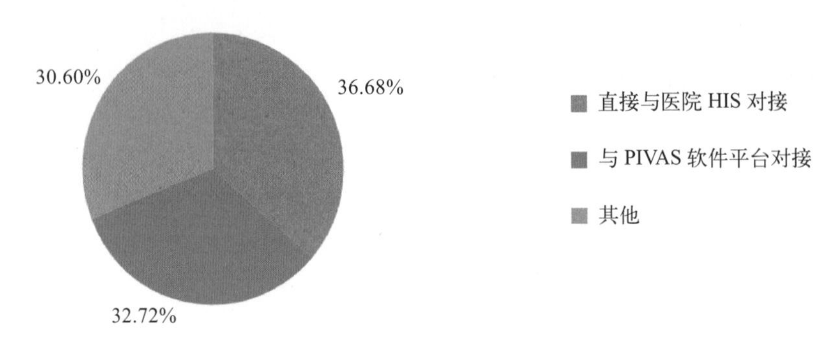


图 17 PIVAS 自动化设备信息对接方式占比

## 四、静配中心业务工作开展情况

本部分调研问卷共 22 道题（题号 17 ～ 38）。

### 17. 静配中心接收医嘱种类

（1）题目：静配中心接收医嘱种类包括（多选题）

□ 长期医嘱和临时医嘱　　□ 仅长期医嘱

□ 仅临时医嘱　　□ 其他______

（2）问卷回收情况：共收集 761 份问卷（表 24）

表 24 问卷回收情况

| 选项（多选） | 问卷回收数量 | 比例 |
|---|---|---|
| 长期医嘱和临时医嘱 | 445 | 58.48% |
| 仅长期医嘱 | 292 | 38.37% |
| 仅临时医嘱 | 4 | 0.53% |
| 其他 | 108 | 14.19% |

（3）问卷纳入标准

①符合多选题答题规则，选择“长期医嘱和临时医嘱”“仅长期医嘱”“仅临时医嘱”或“其他”选项。

②选择“其他”选项后所填写信息可被识别，答案符合本题意要求。

（4）问卷排除标准

①不符合多选题答题规则。

②选择“其他”选项后信息未填写、无法识别或所填写信息不符合本题意要求。

（5）问卷纳排结果：本题有效问卷 750 份，无效问卷 11 份。

（6）问卷分析：对有效问卷的数据进行审核，按照本题各选项内涵要求重新整理数据，结果见表 25。

本题有效问卷对应的 750 个静配中心中，有 572 个静配中心（76.27%）接收长期医嘱和临时医嘱，293 个静配中心（39.07%）仅接收长期医嘱，57 个静配中心（7.60%）仅接收临时医嘱，19 个静配中心接收其他医嘱形式（包括 8 个静配中心仅接收门急诊医嘱，其余为仅接受临时医嘱与门诊医嘱、自备药医嘱、全部肠外营养液医嘱，全部化疗药医嘱、全部氯化钾静脉输液医嘱、针剂医嘱、外购药或赠药医嘱、临床试验用药），见表 25、图 18。

静配中心接收医嘱种类主要以长期医嘱和临时医嘱为主。

表 25 PIVAS 接收医嘱种类

| PIVAS 接收医嘱种类 | PIVAS 数 | 占比 % =PIVAS 数 /750（PIVAS 总数） |
|---|---|---|
| 长期医嘱和临时医嘱 | 572 | 76.27% |
| 仅长期医嘱 | 293 | 39.07% |
| 仅临时医嘱 | 57 | 7.60% |
| 其他 | 19 | 2.53% |

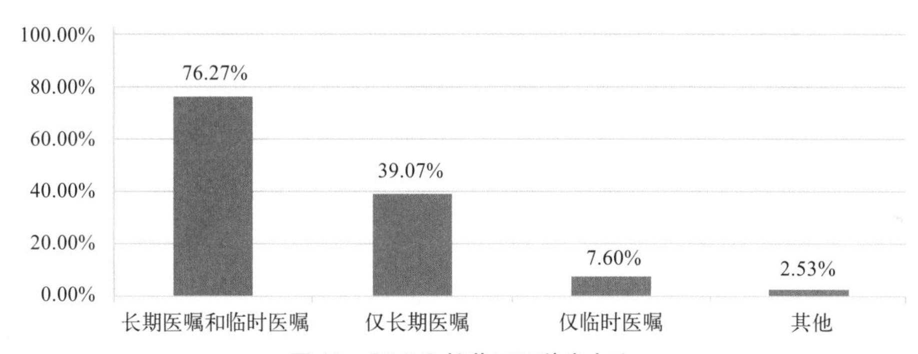


图 18 PIVAS 接收医嘱种类占比

## 18. 静配中心调配液体种类

（1）题目：静配中心调配液体种类包括（多选题）

□ 静脉输液　　□ 静脉推针　　□ 皮试液

□ 血液净化液　　□ 化疗泵　　□ 腹透液

□ 灌洗液　　□ 其他：__________

（2）问卷回收情况：共收集 761 份问卷（表 26）

表 26 问卷回收情况

| 选项（多选题） | 问卷回收数量 | 比例 |
|---|---|---|
| 静脉输液 | 750 | 98.55% |
| 静脉推针 | 117 | 15.37% |
| 皮试液 | 23 | 3.02% |
| 血液净化液 | 21 | 2.76% |
| 化疗泵 | 319 | 41.92% |
| 腹透液 | 19 | 2.5% |
| 灌洗液 | 73 | 9.59% |
| 其他 | 48 | 6.31% |

（3）问卷纳入标准

①符合多选题答题规则，选择“静脉输液”“静脉推针”“皮试液”或“其他”等选项。

②选择“其他”选项后所填写信息可被识别，答案符合本题意要求。

（4）问卷排除标准

①不符合多选题答题规则。

②选择“其他”选项后信息未填写、无法识别或所填写信息不符合本题意要求。

（5）问卷纳排结果：本题有效问卷 752 份，无效问卷 9 份。

（6）问卷分析：对有效问卷的数据进行审核，按照本题各选项内涵要求重新整理数据，结果见表 27。

本题有效问卷对应的 752 个静配中心中，有 749 个静配中心（99.60%）开展了静脉输液调配，118 个静配中心（15.69%）开展了静脉推针调配，23 个静配中心（3.06%）开展了皮试液调配，22 个静配中心（2.93%）开展了血液净化液调配，318 个静配中心（42.29%）开展了化疗泵调配，20 个静配中心（2.66%）开展了腹透液调配，74 个静配中心（9.84%）开展了灌洗液调配，7 个静配中心（0.93%）开展了小儿、成人微量泵及镇痛泵调配，19 个静配中心（2.53%）为其他情况（包括 7 个静配中心调配所有用药途径的化疗药，4 个静配中心调配鞘内注射液，3 个静配中心调配皮下、肌内注射液，2 个静配中心调配心肌保护液，2 个静配中心调配 DSA 介入治疗药品、1 个为临床试验用药），见表 27、图 19。

静配中心调配液体主要以静脉输液为主，其次为化疗泵。

表 27　PIVAS 调配液体种类

| 液体种类 | PIVAS 数 | 占比 % =PIVAS 数 /752（PIVAS 总数） |
|---|---|---|
| 静脉输液 | 749 | 99.60% |
| 静脉推针 | 118 | 15.69% |
| 皮试液 | 23 | 3.06% |
| 血液净化液 | 22 | 2.93% |
| 化疗泵 | 318 | 42.29% |
| 腹透液 | 20 | 2.66% |
| 灌洗液 | 74 | 9.84% |
| 小儿、成人微量泵及镇痛泵 | 7 | 0.93% |
| 其他 | 19 | 2.53% |

## 19. 静配中心平均每日调配普通药和抗菌药物的输液量

（1）题目：静配中心平均每日调配普通药和抗菌药物的输液量（2019 年）：______袋；其中，普通药______袋，抗菌药物______袋。静配中心平均每日调配普通药和抗菌药物的输液量（2021 年）：______袋；其中，普通药______袋，抗菌药物______袋。

备注：平均每日调配输液量 = 全年调配输液总量（袋）/365

（2）问卷回收情况：761 个静配中心参与了本题调研，填写问卷数 761 份。

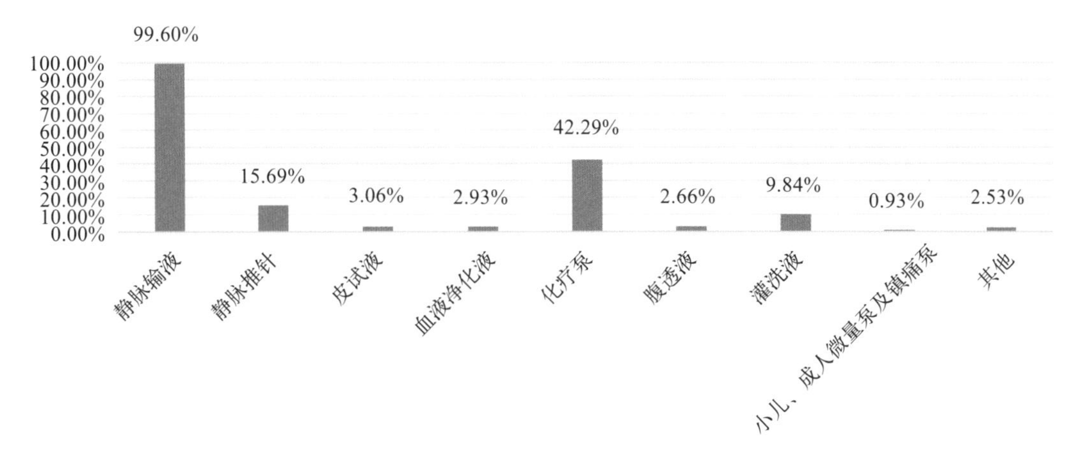


图 19　PIVAS 调配液体种类占比

（3）问卷纳入标准

①该题各项填空填写了“0”及以上的数据。

②数据逻辑关系应当符合下列规则：[ 普通药输液量（袋）] ≤ [ 静配中心平均每日调配普通药和抗菌药的输液量（袋）]；[ 抗菌药输液量（袋）] ≤ [ 静配中心平均每日调配普通药和抗菌药的输液量（袋）]；[ 普通药输液量（袋）]+[ 抗菌药输液量（袋）]=[ 静配中心平均每日调配普通药和抗菌药的输液量（袋）]。

（4）问卷排除标准

①该题仅填写了静配中心平均每日调配普通药和抗菌药物输液量、普通药输液量或抗菌药输液量的其中一项或者其中两项的数据。

②该题所填写数据内容为“/”或无法识别的数据。

③数据逻辑关系错误：[ 普通药输液量（袋）] > [ 静配中心平均每日调配普通药和抗菌药的输液量（袋）]；[ 抗菌药输液量（袋）] > [ 静配中心平均每日调配普通药和抗菌药的输液量（袋）]。

（5）问卷纳排结果

① 2019 年调研：有效问卷 391 份，无效问卷 370 份。

② 2021 年调研：有效问卷 552 份，无效问卷 208 份。

（6）问卷分析

① 2019 年调研数据分析结果：本题有效问卷对应的 391 个静配中心，每日调配普通药和抗菌药物输液的中位数为 1250.00（690.40，2396.00）袋；其中，每日调配普通药输液的中位数为 918.00（500.00，1748.93）袋，每日调配抗菌药物输液的中位数为 319.00（145.00，627.00）袋，见表 28。

② 2021 年调研数据分析结果：本题有效问卷对应的 552 个静配中心，每日调配普通药和抗菌药物输液的中位数为 1009.37（486.50，2000.00）袋；其中，每日调配普通药输液的中位数为 726.00（350.75，1400.00）袋，每日调配抗菌药物输液的中位数为 250.50（100.00，500.75）袋，见表 29。

表 28　2019 年 PIVAS 调配普通药和抗菌药物输液的情况

| | 均值 | 标准差 | 中位数 | $P_{25}$ | $P_{75}$ |
|---|---|---|---|---|---|
| 普通药物及抗菌药物输液调配数量总和 | 1771.53 | 1627.51 | 1250.00 | 690.40 | 2396.00 |
| 按药品类别统计调配数量 | | | | | |
| 普通药输液 | 1309.90 | 1244.08 | 918.00 | 500.00 | 1748.93 |
| 抗菌药输液 | 461.64 | 484.54 | 319.00 | 145.00 | 627.00 |

注：单位：袋 / 日

表 29　2021 年 PIVAS 普通药和抗菌药调配情况

| | 均值 | 标准差 | 中位数 | $P_{25}$ | $P_{75}$ |
|---|---|---|---|---|---|
| 普通药物及抗菌药物调配数量总和 | 1400.45 | 1414.34 | 1009.37 | 486.50 | 2000.00 |
| 按药品类别统计调配数量 | | | | | |
| 普通药输液 | 1037.08 | 1093.90 | 726.00 | 350.75 | 1400.00 |
| 抗菌药输液 | 363.37 | 387.73 | 250.50 | 100.00 | 500.75 |

注：单位：袋 / 日

## 20. 静配中心平均每日调配危害药品输液量

（1）题目：静配中心平均每日调配危害药品输液量（2019 年）：______袋。其中，长期医嘱____袋，临时医嘱______袋。静配中心平均每日调配危害药品输液量（2021 年）：______袋。其中，长期医嘱____袋，临时医嘱______袋。

备注：平均每日调配输液量 = 全年调配输液总量（袋）/365

（2）问卷回收情况：761 个静配中心参与了本题调研，填写问卷数 761 份。

（3）问卷纳入标准

①该题各项填空填写了“0”及以上的数据。

②数据逻辑关系应当符合下列规则：[ 危害药品长期医嘱输液量（袋）] ≤ [ 静配中心平均每日调配危害药品输液量（袋）]；[ 危害药品临时医嘱输液量（袋）] ≤ [ 静配中心平均每日调配危害药品输液量（袋）]；[ 危害药品长期医嘱输液量（袋）]+[ 危害药品临时医嘱输液量（袋）]=[ 静配中心平均每日调配危害药品输液量（袋）]。

（4）问卷排除标准

①该题仅填写了静配中心平均每日调配危害药品输液量、危害药品长期医嘱输液量和危害药品临时医嘱输液量的其中一项或其中两项的数据。

②该题所填写数据内容为“/”“无”或无法识别的数据。

③数据逻辑关系错误：[ 危害药品长期医嘱输液量（袋）] > [ 静配中心平均每日调配危害药品输液量（袋）]；[ 危害药品临时医嘱输液量（袋）] > [ 静配中心平均每日调配危害药品输液量（袋）]。

（5）问卷纳排结果

① 2019 年调研：有效问卷 484 份，无效问卷 277 份。

② 2021 年调研：有效问卷 598 份，无效问卷 163 份。

（6）问卷分析

① 2019 年调研数据分析结果：本题有效问卷对应的 484 个静配中心，每日调配危害药品输液量的中位数为 18.00（6.00，45.00）袋；其中，每日调配长期医嘱的中位数为 8.00（2.30，26.00）袋，每日调配临时医嘱的中位数：5.00（0.00，18.25）袋，见表 30。

② 2021 年调研数据分析结果：本题有效问卷对应的 598 个静配中心，每日调配危害药品输液量的中位数为 14.00（7.10，50.00）袋。其中，每日调配长期医嘱的中位数为 6.00（2.13，27.71）袋，每日调配临时医嘱的中位数为 20.00（0.00，24.00）袋，见表 31。

表 30　2019 年 PIVAS 调配危害药品情况

| | 均值 | 标准差 | 中位数 | $P_{25}$ | $P_{75}$ |
|---|---|---|---|---|---|
| 危害药品医嘱类型总和 | 50.23 | 154.40 | 18.00 | 6.00 | 45.00 |
| 按医嘱类型统计调配数量 | | | | | |
| 长期医嘱 | 31.75 | 140.03 | 8.00 | 2.30 | 26.00 |
| 临时医嘱 | 18.48 | 43.16 | 5.00 | 0.00 | 18.25 |

注：单位：袋 / 日

表 31　2021 年 PIVAS 危害药品调配情况

| | 均值 | 标准差 | 中位数 | $P_{25}$ | $P_{75}$ |
|---|---|---|---|---|---|
| 危害药品医嘱类型总和 | 61.58 | 258.10 | 14.00 | 7.10 | 50.00 |
| 按医嘱类型统计调配数量 | | | | | |
| 长期医嘱 | 38.90 | 249.10 | 6.00 | 2.13 | 27.71 |
| 临时医嘱 | 22.68 | 51.24 | 20.00 | 0.00 | 24.00 |

注：单位：袋 / 日

## 21. 静配中心平均每日肠外营养医嘱数量与调配数量

（1）题目：全院平均每日肠外营养医嘱量（2019 年）：______（组）。其中，单瓶营养医嘱：______（组）；人工调配医嘱：______（组）；工业化三腔袋医嘱（不加药）：______（组）；工业化三腔袋医嘱（加药调配）：______（组）。全院平均每日肠外营养医嘱量（2021 年）：______（组）。其中，单瓶营养医嘱：______（组）；人工调配营养医嘱：______（组）；工业化三腔袋医嘱（不加药）：______（组）；工业化三腔袋医嘱（加药调配）：______（组）。

备注：平均每日肠外营养医嘱量 = 全年肠外营养医嘱总组数 /365；单瓶营养医嘱指脂肪乳或氨基酸的单条医嘱，或以脂肪乳或氨基酸为溶媒的成组医嘱；人工调配营养医嘱指至少同时包含两种宏量营养素，或同时包括三大宏量营养素（葡萄糖、脂肪乳、氨基酸）的医嘱，且混合调配后加入 3 升袋。如新建科室未开展业务无法统计请填“无”。

（2）题目：静配中心平均每日调配肠外营养液数量（2019 年）：______（袋）。其中，单瓶营养液：______（瓶）；人工调配营养液：______（袋）；工业化三腔袋（不加药）：______（袋）；工业化三腔袋（加药调配）：______（袋），小儿肠外营养______（袋）。静配中心平均每日调配肠外营养液数量（2021 年）：______（袋）。其中，单瓶营养液：______（瓶）；人工调配营养液：______（袋）；工业化三腔袋（不加药）：______（袋）；工业化三腔袋（加药调配）：______（袋）；小儿肠外营养：______（袋）。

备注：平均每日调配肠外营养液数量 = 全年调配肠外营养液总量（袋）/365；单瓶营养液指单独脂肪乳、氨基酸或以脂肪乳或氨基酸为溶媒加入其他药品的输液；人工调配营养液指混合调配后加入 3 升袋的营养液。如新建科室未开展业务无法统计请填“无”。

（2）问卷回收情况：761 个静配中心参与了本题调研，填写问卷数 761 份。

（3）问卷纳入标准

1）全院平均肠外营养液医嘱数量

①该题各项填空填写了“0”及以上的数据。

②数据逻辑关系应当符合下列规则：[ 单瓶营养医嘱量（组）] ≤ [ 全院平均每日肠外营养医嘱量（组）]；[ 人工调配医嘱（组）] ≤ [ 全院平均每日肠外营养医嘱量（组）]；[ 工业化三腔袋医嘱（不加药）（组）] ≤ [ 全院平均每日肠外营养医嘱量（组）]；[ 工业化三腔袋医嘱（加药调配）（组）] ≤ [ 全院平均每日肠外营养医嘱量（组）]；[ 单瓶营养医嘱量（组）]+[ 人工调配医嘱（组）]+[ 工业化三腔袋医嘱（不加药）（组）]+[ 工业化三腔袋医嘱（加药调配）（组）]=[ 全院平均每日肠外营养医嘱量（组）]。

2）静配中心每日调配肠外营养液数量

①该题各项填空填写了“0”及以上的数据。

②数据逻辑关系应当符合下列规则：[ 单瓶营养液（瓶）] ≤ [ 静配中心平均每日肠外营养调配量（袋）]；[ 人工调配营养液（袋）] ≤ [ 静配中心平均每日肠外营养调配量（袋）]；[ 工业化三腔袋（不加药）（袋）] ≤ [ 静配中心平均每日肠外营养调配量（袋）]；[ 工业化三腔袋（加药调配）（袋）] ≤ [ 静配中心平均每日肠外营养调配量（袋）]；[ 小儿肠外营养（袋）] ≤ [ 静配中心平均每日肠外营养调配量（袋）]；[ 单瓶营养液（瓶 / 日）]+[ 人工调配（袋）]+[ 工业化三腔袋（不加药）（袋）]+[ 工业化三腔袋（加药调配）（袋）]+[ 小儿肠外营养（袋）]=[ 静配中心平均每日肠外营养调配量（袋）]。

（4）问卷排除标准

1）全院每日肠外营养液医嘱数量

①该题仅填写了全院平均每日肠外营养医嘱量，包括单瓶营养医嘱、人工调配医嘱、工业化三腔袋医嘱（不加药）和工业化三腔袋医嘱（加药调配）的其中一项、两项或三项的数据。

②该题所填写数据内容为“/”或无法识别的数据。

③数据逻辑关系错误：[ 单瓶营养医嘱数量（组）] > [ 全院平均每日肠外营养医嘱数量（组）]；[ 人工调配医嘱（组）] > [ 全院平均每日肠外营养医嘱数量（组）]；[ 工业化三腔袋医嘱（不加药）（组）] > [ 全院平均每日肠外营养医嘱量（组）]；[ 工业化三腔袋医嘱（加药调配）（组）] > [ 全院平均每日肠外营养医嘱量（组）]。

2）静配中心每日调配肠外营养液数量

①该题仅填写了静配中心平均每日肠外营养液数量、单瓶营养液数量、人工调配营养

液数量、工业化三腔袋营养液数量（不加药）、工业化三腔袋营养液数量（加药调配）或小儿肠外营养的其中一项、两项、三项或四项的数据。

②该题所填写数据内容为“/”或无法识别的数据。

③数据逻辑关系错误：[ 单瓶营养液数量 ] > [ 静配中心平均每日肠外营养调配数量 ]；[ 人工调配营养液数量 ] > [ 静配中心平均每日肠外营养调配量 ]；[ 工业化三腔袋营养液数量（不加药）] > [ 静配中心平均每日肠外营养调配量 ]；[ 工业化三腔袋营养液数量（加药调配）] > [ 静配中心平均每日肠外营养调配量 ]；[ 小儿肠外营养 ] > [ 静配中心平均每日肠外营养调配量 ]。

（5）问卷纳排结果

1）全院每日肠外营养医嘱量

① 2019 年调研：有效问卷 274 份，无效问卷 487 份。

② 2021 年调研：有效问卷 318 份，无效问卷 443 份。

2）静配中心每日调配肠外营养液数量

① 2019 年调研：有效问卷 241 份，无效问卷 520 份。

② 2021 年调研：有效问卷 252 份，无效问卷 509 份。

（6）问卷分析

1）全院每日肠外营养液医嘱数量

① 2019 年调研数据分析结果：本题有效问卷对应的 274 个静配中心，全院每日肠外营养液医嘱量中位数为 44.05（15.00，100.00）组。其中，单瓶营养液医嘱的中位数为 14.55（0.00，55.75）组；人工调配营养液医嘱的中位数为 8.00（1.50，25.00）组；工业化三腔袋营养液医嘱（不加药）的中位数为 0.00（0.00，2.00）组；工业化三腔袋营养液医嘱（加药调配）的中位数为 0.00（0.00，3.30）组，见表 32。

表 32　2019 年全院肠外营养医嘱数量

| | 均值 | 标准差 | 中位数 | $P_{25}$ | $P_{75}$ |
|---|---|---|---|---|---|
| 全院平均每日肠外营养液医嘱数量 | 82.37 | 123.50 | 44.05 | 15.00 | 100.00 |
| 按肠外营养液医嘱类型统计每日肠外营养液医嘱数量 | | | | | |
| 单瓶营养液每日医嘱数量 | 51.10 | 103.70 | 14.55 | 0.00 | 55.75 |
| 人工调配营养液每日医嘱数量 | 22.07 | 40.01 | 8.00 | 1.50 | 25.00 |
| 工业化三腔袋营养液每日医嘱（不加药）数量 | 2.54 | 6.78 | 0.00 | 0.00 | 2.00 |
| 工业化三腔袋营养液每日医嘱（加药调配）数量 | 6.65 | 16.91 | 0.00 | 0.00 | 3.30 |

注：单位：组 / 日

② 2021 年调研数据分析结果：本题有效问卷对应的 318 个静配中心，全院每日肠外营养液医嘱量中位数为 46.00（16.10，95.50）组。其中，单瓶营养液医嘱的中位数为 11.50（0.00，50.00）组；人工调配营养液医嘱的中位数为 8.00（1.00，26.00）组；工业化三腔袋营养液医嘱（不加药）的中位数为 0.00（0.00，3.00）组；工业化三腔袋营养液

医嘱（加药调配）的中位数为 0.00（0.00，6.00）组，见表 33。

表 33　2021 年全院肠外营养医嘱数量

| | 均值 | 标准差 | 中位数 | $P_{25}$ | $P_{75}$ |
|---|---|---|---|---|---|
| 全院平均每日肠外营养医嘱数量 | 84.79 | 126.32 | 46.00 | 16.10 | 95.50 |
| 按肠外营养液医嘱类型统计每日肠外营养医嘱数量 | | | | | |
| 单瓶营养液每日医嘱数量 | 50.94 | 105.62 | 11.50 | 0.00 | 50.00 |
| 人工调配营养液每日医嘱数量 | 22.24 | 38.76 | 8.00 | 1.00 | 26.00 |
| 工业化三腔袋营养液每日医嘱（不加药）数量 | 3.23 | 7.57 | 0.00 | 0.00 | 3.00 |
| 工业化三腔袋营养液每日医嘱（加药调配）数量 | 8.39 | 18.02 | 0.00 | 0.00 | 6.00 |

注：单位：组 / 日

2）静配中心每日调配肠外营养液数量

① 2019 年调研数据分析结果：本题有效问卷对应的 241 个静配中心，每日调配肠外营养液数量的中位数为 26.00（9.50，60.00）袋。其中，调配单瓶营养液的中位数为 5.00（0.00，30.00）瓶；人工调配营养液的中位数为 5.00（1.00，18.00）袋；调配工业化三腔袋营养液（不加药）的中位数为 0.00（0.00，1.00）袋；调配工业化三腔袋营养液（加药调配）的中位数为 0.00（0.00，3.40）袋，调配小儿肠外营养液的中位数为 0.00（0.00，0.00）袋，见表 34。

表 34　2019 年 PIVAS 调配肠外营养液的数量

| | 均值 | 标准差 | 中位数 | $P_{25}$ | $P_{75}$ |
|---|---|---|---|---|---|
| PIVAS每日调配肠外营养液总量（袋） | 47.80 | 67.71 | 26.00 | 9.50 | 60.00 |
| 按肠外营养液类型统计每日调配肠外营养液总量 | | | | | |
| 单瓶营养液调配数量（瓶 / 日） | 27.88 | 58.21 | 5.00 | 0.00 | 30.00 |
| 人工调配营养液数量（袋 / 日） | 12.93 | 19.90 | 5.00 | 1.00 | 18.00 |
| 工业化三腔袋营养液（不加药）调配数量（袋 / 日） | 0.90 | 2.08 | 0.00 | 0.00 | 1.00 |
| 工业化三腔袋营养液（加药调配）调配数量（袋 / 日） | 4.87 | 11.28 | 0.00 | 0.00 | 3.40 |
| 小儿肠外营养液调配数量（袋 / 日） | 1.22 | 6.70 | 0.00 | 0.00 | 0.00 |

② 2021 年调研数据分析结果：本题有效问卷对应的 252 个静配中心，每日调配肠外营养液数量的中位数为 30.00（12.75，65.50）袋。其中，调配单瓶营养液的中位数为 5.00（0.00，30.00）瓶；人工调配营养液的中位数为 5.82（0.58，19.25）袋；调配工业化三腔袋营养液（不加药）的中位数为 0.00（0.00，1.00）袋；调配工业化三腔袋营养液（加药调配）的中位数为 0.45（0.00，5.63）袋；调配小儿肠外营养液的中位数为 0.00（0.00，0.00）袋，见表 35。

表 35　2021 年 PIVAS 调配肠外营养液的数量

| | 均值 | 标准差 | 中位数 | $P_{25}$ | $P_{75}$ |
|---|---|---|---|---|---|
| PIVAS 每日调配肠外营养液总量（袋 / 日） | 52.97 | 72.45 | 30.00 | 12.75 | 65.50 |
| 按肠外营养液类型统计每日调配肠外营养液总量 | | | | | |
| 单瓶营养液调配数量（瓶 / 日） | 28.95 | 61.15 | 5.00 | 0.00 | 30.00 |
| 人工调配营养液数量（袋 / 日） | 15.18 | 23.63 | 5.82 | 0.58 | 19.25 |
| 工业化三腔袋营养液（不加药）调配数量（袋 / 日） | 1.21 | 3.26 | 0.00 | 0.00 | 1.00 |
| 工业化三腔袋营养液（加药调配）调配数量（袋 / 日） | 6.32 | 12.58 | 0.45 | 0.00 | 5.63 |
| 小儿肠外营养液调配数量（袋 / 日） | 1.32 | 4.01 | 0.00 | 0.00 | 0.00 |

## 22. 静配中心平均每日调配静脉推针量

（1）题目：静配中心平均每日调配静脉推针量（2019 年）：______（支）。静配中心平均每日调配静脉推针量（2021 年）：______（支）。

备注：平均每日调配静脉推针量 = 全年调配静脉推针总量（支）/365；如无静脉推针请填“0”。如新建科室未开展业务无法统计请填“无”。

（2）问卷回收情况：761 个静配中心参与了本题调研，填写问卷数 761 份。

（3）问卷纳入标准：该题各项填空填写了“0”及以上的数据。

（4）问卷排除标准

①答案不符合本题意要求，不能判别是静配中心平均每日调配静脉推针量的信息。

②所填写信息为“无”。

（5）问卷纳排结果

① 2019 年调研：有效问卷 92 份，无效问卷 669 份。

② 2021 年调研：有效问卷 113 份，无效问卷 648 份。

（6）问卷分析

① 2019 年调研数据分析结果：本题有效问卷对应的 92 个静配中心，每日调配静脉推针量的中位数为 48.23（6.00，196.00）支，见表 36。

表 36　2019 年 PIVAS 调配静脉推针情况

| | 均值 | 标准差 | 中位数 | $P_{25}$ | $P_{75}$ |
|---|---|---|---|---|---|
| 静脉推针量（支 / 日） | 267.56 | 661.90 | 48.23 | 6.00 | 196.00 |

② 2021 年调研数据分析结果：本题有效问卷对应的 113 个静配中心，每日调配静脉推针量的中位数为 30.00（5.00，155.00）支，见表 37。

表 37　2021 年 PIVAS 调配静脉推针情况

| | 均值 | 标准差 | 中位数 | $P_{25}$ | $P_{75}$ |
|---|---|---|---|---|---|
| 静脉推针量（支 / 日） | 216.15 | 582.91 | 30.00 | 5.00 | 155.00 |

## 23. 静配中心平均每日调配皮试液量

（1）题目：静配中心平均每日调配皮试液量（2019 年）：______（支）。静配中心平均每日调配皮试液量（2021 年）：______（支）。

备注：平均每日调配皮试液量 = 全年调配皮试液总量（支）/365

（2）问卷回收情况：761 个静配中心参与了本题调研，填写问卷数 761 份。

（3）问卷纳入标准：该题各项填空填写了“0”及以上的数据。

（4）问卷排除标准

①答案不符合本题意要求，不能判别是静配中心平均每日调配皮试液量的信息。

②所填写信息为“无”。

（5）问卷纳排结果

① 2019 年调研：有效问卷 20 份，无效问卷 741 份。

② 2021 年调研：有效问卷 21 份，无效问卷 740 份。

（6）问卷分析

① 2019 年调研数据分析结果：本题有效问卷对应的 20 个静配中心，每日调配皮试液数量的中位数为 40.50（22.25，150.00）支，见表 38。

表 38　2019 年 PIVAS 每日调配皮试液的数量

| | 标准差 | 中位数 | $P_{25}$ | $P_{75}$ |
|---|---|---|---|---|
| 皮试液调配量（支 / 日） | 125.25 | 40.50 | 22.25 | 150.00 |

② 2021 年调研数据分析结果：本题有效问卷对应的 21 个静配中心，每日调配皮试液数量的中位数为 30.00（7.30，123.00）支，见表 39。

表 39　2021 年 PIVAS 每日调配皮试液的数量

| | 均值 | 标准差 | 中位数 | $P_{25}$ | $P_{75}$ |
|---|---|---|---|---|---|
| 皮试液调配量（支 / 日） | 78.28 | 100.83 | 30.00 | 7.30 | 123.00 |

## 24. 静配中心平均每日调配针剂数量

（1）题目：静配中心平均每日调配针剂数量（2019 年）______（支）；其中，普通药______（支），抗菌药______（支），危害药品______（支）。静配中心平均每日调配针剂数量（2021 年）________（支）；其中，普通药______（支），抗菌药______（支），危害药品______（支）。

备注：平均每日调配针剂数量 = 全年调配针剂总量（支）/365；针剂包括水针剂和粉针剂。

（2）问卷回收情况：761 个静配中心参与了本题调研，填写问卷数 761 份。

（3）问卷纳入标准

①该题各项填空填写了“0”及以上的数据。

②数据逻辑关系应当符合下列规则：[ 普通药针剂数量（支）] ≤ [ 静配中心平均每日调配针剂数量（支）]；[ 抗菌药针剂数量（支）] ≤ [ 静配中心平均每日调配针剂数量（支）]；[ 危害药品针剂数量（支）] ≤ [ 静配中心平均每日调配针剂数量（支）]；[ 普通药针剂数量（支）]+[ 危害药品针剂数量（支）]=[ 静配中心平均每日调配针剂数量（支）]。

（4）问卷排除标准

①该题仅填写了静配中心平均每日调配针剂数量（支）、普通药针剂数量（支）、抗菌药针剂数量（支）或危害药品针剂数量（支）的其中一项、两项或三项的数据。

②该题所填写数据内容为“/”“无”或无法识别的数据。

③数据逻辑关系错误：[ 普通药针剂数量（支）] ＞ [ 静配中心平均每日调配针剂数量（支）]；[ 抗菌药针剂数量（支）] ＞ [ 静配中心平均每日调配针剂数量（支）]；[ 危害药品针剂数量（支）] ＞ [ 静配中心平均每日调配针剂数量（支）]。

（5）问卷纳排结果

① 2019 年调研：有效问卷 267 份，无效问卷 494 份。

② 2021 年调研：有效问卷 336 份，无效问卷 425 份。

（6）问卷分析

① 2019 年调研数据分析结果：本题有效问卷对应的 267 个静配中心，每日调配针剂数量中位数为 3642.00（1928.50，6269.39）支；其中，调配普通药的中位数为 2644.00（1244.50，4887.50）支，调配抗菌药的中位数为 800.00（371.50，1372.00）支，调配危害药品的中位数为 53.00（17.00，129.50）支，见表 40。

表 40　2019 年 PIVAS 每日调配针剂数量统计

| | 均值 | 标准差 | 中位数 | $P_{25}$ | $P_{75}$ |
|---|---|---|---|---|---|
| PIVAS 每日调剂针剂总数 | 4678.01 | 4034.03 | 3642.00 | 1928.50 | 6269.39 |
| 按药品分类统计 PIVAS 每日调剂针剂数量 | | | | | |
| 普通药针剂数 | 3504.04 | 3211.08 | 2644.00 | 1244.50 | 4887.50 |
| 抗菌药针剂数 | 991.43 | 880.41 | 800.00 | 371.50 | 1372.00 |
| 危害药品针剂数 | 182.54 | 500.96 | 53.00 | 17.00 | 129.50 |

注：单位：支 / 日

② 2021 年调研数据分析结果：本题有效问卷对应的 336 个静配中心，每日调配针剂数量的中位数为 2973.00（1492.06，5114.75）支；其中，调配普通药的中位数为 2239.00（1049.00，3823.81）支，调配抗菌药的中位数为 605.28（263.75，1112.25）支，调配危害药品的中位数为 52.50（20.00，147.25）支，见表 41。

表 41　2021 年 PIVAS 每日调配针剂数量统计

| | 均值 | 标准差 | 中位数 | $P_{25}$ | $P_{75}$ |
|---|---|---|---|---|---|
| PIVAS 每日调剂针剂总数 | 4126.30 | 4061.89 | 2973.00 | 1492.06 | 5114.75 |
| 按药品分类统计 PIVAS 每日调剂针剂数量 | | | | | |
| 普通药针剂数 | 3052.50 | 3073.86 | 2239.00 | 1049.00 | 3823.81 |
| 抗菌药针剂数 | 886.39 | 979.59 | 605.28 | 263.75 | 1112.25 |
| 危害药品针剂数 | 187.42 | 519.88 | 52.50 | 20.00 | 147.25 |

注：单位：支 / 日

## 25. 静配中心平均每日每人调配输液量

（1）题目：静配中心平均每日每人调配输液量（2019 年）：______袋。静配中心平均每日每人调配输液量（2021 年）：______袋。

备注：平均每日每人调配输液量 = 全年调配输液总量（袋）/（365 • 专业技术人员总数）。

（2）问卷回收情况：761 个静配中心参与了本题调研，填写问卷数 761 份。

（3）问卷纳入标准：该题各项填空填写了“0”及以上的数据。

（4）问卷排除标准：答案不符合本题意要求，不能判别是静配中心平均每日每人调配输液量的信息。

（5）问卷纳排结果

① 2019 年调研：有效问卷 291 份，无效问卷 170 份。

② 2021 年调研：有效问卷 732 份，无效问卷 29 份。

（6）问卷分析

① 2019 年调研数据分析结果：本题有效问卷对应的 591 个静配中心，每日每人调配成品输液量均值为（95.84 ± 61.56）袋，见表 42。

表 42　2019 年静配中心每日每人调配成品输液量

| | 均值 | 标准差 | 中位数 | $P_{25}$ | $P_{75}$ |
|---|---|---|---|---|---|
| 人均调剂袋数（袋） | 95.84 | 61.56 | 86.41 | 61.50 | 115.50 |

② 2021 年调研数据分析结果：本题有效问卷对应的 732 个静配中心，每日每人调配成品输液量均值为（92.03 ± 74.44）袋，见表 43。

表 43　2021 年静配中心平均每日每人调配成品输液量

| | 均值 | 标准差 | 中位数 | $P_{25}$ | $P_{75}$ |
|---|---|---|---|---|---|
| 人均调剂袋数（袋） | 92.03 | 74.44 | 81.00 | 52.75 | 110.25 |

## 26. 静配中心平均每袋输液加入针剂的数量

（1）题目：静配中心平均每袋输液加入针剂量（2019 年）：________支。

静配中心平均每袋输液加入针剂量（2021 年）：________支。

备注：平均每袋输液加入针剂量 = 全年调配针剂总量（支）/ 全年调配输液总量（袋）；针剂包括水针剂和粉针剂。如未开展业务无法统计请填“无”。

（2）问卷回收情况：761 个静配中心参与了本题调研，填写问卷数 761 份。

（3）问卷纳入标准：该题各项填空填写了“0”及以上的数据。

（4）问卷排除标准

①答案不符合本题意要求，不能判别是静配中心平均每袋输液加入针剂量的信息。

②所填写信息为“无”。

（5）问卷纳排结果

① 2019 年调研：有效问卷 577 份，无效问卷 184 份。

② 2021 年调研：有效问卷 649 份，无效问卷 112 份。

（6）问卷分析

① 2019 年调研数据分析结果：本题有效问卷对应的 577 个静配中心，平均每袋成品输液加入针剂数量均值为（2.51 ± 1.55）支，见表 44。

表 44 2019 年 PIVAS 平均每袋成品输液加入针剂数量

| | 均值 | 标准差 | 中位数 | $P_{25}$ | $P_{75}$ |
|---|---|---|---|---|---|
| 每袋加入针剂数（支 / 袋） | 2.51 | 1.55 | 2.40 | 1.90 | 3.00 |

② 2021 年调研数据分析结果：本题有效问卷对应的 649 个静配中心，平均每袋成品输液加入针剂数量均值为（2.68 ± 1.35）支，见表 45。

表 45 2021 年 PIVAS 平均每袋成品输液加入针剂数量

| | 均值 | 标准差 | 中位数 | $P_{25}$ | $P_{75}$ |
|---|---|---|---|---|---|
| 每袋加入针剂数（支 / 袋） | 2.68 | 1.35 | 2.50 | 2.00 | 3.00 |

## 27. 静配中心平均每日调剂打包药品数量

（1）题目：静配中心平均每日调剂打包药品数量（2019 年）：____袋；其中，普通药____袋，抗菌药物____袋，危害药品____袋；肠外营养____袋；其他药品____袋。静配中心平均每日调剂打包药品量（2021 年）：____袋；其中，普通药____袋，抗菌药物____袋，危害药品____袋；肠外营养____袋；其他药品____袋。

备注：平均每日调剂打包药品量 = 全年调剂打包药品总量（袋）/365；打包药品指不在静配中心冲配而由病区自行冲配的药品。如无请填“0”；如未开展业务无法统计请填“无”。

（2）问卷回收情况：761 个静配中心参与了本题调研，填写问卷数 761 份。

（3）问卷纳入标准

①该题各项填空填写了“0”及以上的数据。

②数据逻辑关系应当符合下列规则：[ 普通药打包数量（袋）] ≤ [ 静配中心平均每日调剂打包药品数量（袋）]；[ 抗菌药物打包数量（袋）] ≤ [ 静配中心平均每日调剂打包药

品数量（袋）]；[ 危害药品打包数量（袋）] ≤ [ 静配中心平均每日调剂打包药品数量（袋）]；[ 肠外营养液打包数量（袋）] ≤ [ 静配中心平均每日调剂打包药品数量（袋）]；[ 其他药品打包量（袋）] ≤ [ 静配中心平均每日调剂打包药品数量（袋）]；[ 普通药打包数量（袋）]+[ 抗菌药物打包数量（袋）]+[ 危害药品打包数量（袋）]+[ 肠外营养液打包数量（袋）]+[ 其他药品打包数量（袋）]=[ 静配中心平均每日调剂打包药品数量（袋）]。

（4）问卷排除标准

①该题仅填写了静配中心平均每日调剂打包药品数量（袋），包括普通药打包数量（袋）、抗菌药物打包数量（袋）、危害药品打包数量（袋）、肠外营养液打包数量（袋）或其他药品打包数量（袋）的其中一项、两项、三项或四项的数据。

②该题所填写数据内容为“/”“无”或无法识别的数据。

③数据逻辑关系错误：[ 普通药打包数量（袋）] ＞ [ 静配中心平均每日调剂打包药品数量（袋）]；[ 抗菌药物打包数量（袋）] ＞ [ 静配中心平均每日调剂打包药品数量（袋）]；[ 危害药品打包数量（袋）] ＞ [ 静配中心平均每日调剂打包药品数量（袋）]；[ 肠外营养液打包数量（袋）] ＞ [ 静配中心平均每日调剂打包药品数量（袋）]；[ 其他药品打包数量（袋）] ＞ [ 静配中心平均每日调剂打包药品数量（袋）]。

（5）问卷纳排结果

① 2019 年调研：有效问卷 444 份，无效问卷 317 份。

② 2021 年调研：有效问卷 465 份，无效问卷 296 份。

（6）问卷分析

① 2019 年调研数据分析结果：本题有效问卷对应的 444 个静配中心，每日调剂打包药品数量的中位数为 200.00（20.00，533.50）袋；其中，每日调剂普通药品数量的中位数为 80.00（3.80，300.25）袋，每日调剂抗菌药物数量的中位数为 50.00（4.35，176.25）袋，每日调剂危害药品数量的中位数为 0.00（0.00，0.00）袋；每日调剂肠外营养药物数量的中位数为 0.00（0.00，0.10）袋；每日调剂其他药品数量的中位数：0.00（0.00，0.00）袋，见表 46。

**表 46　2019 年静配中心每日调配打包药品数量情况**

| 类别 | 均值 | 标准差 | 中位数 | $P_{25}$ | $P_{75}$ |
|---|---|---|---|---|---|
| PIVAS 每日调剂打包药品数量 | 418.72 | 702.80 | 200.00 | 20.00 | 533.50 |
| 按药品分类统计 PIVAS 每日调剂打包药品数量 | | | | | |
| 普通药品打包数量 | 269.63 | 573.97 | 80.00 | 3.80 | 300.25 |
| 抗菌药物打包数量 | 115.86 | 161.34 | 50.00 | 4.35 | 176.25 |
| 危害药品打包数量 | 3.04 | 16.55 | 0.00 | 0.00 | 0.00 |
| 肠外营养打包数量 | 6.89 | 27.98 | 0.00 | 0.00 | 0.10 |
| 其他药品打包数量 | 23.31 | 128.15 | 0.00 | 0.00 | 0.00 |

注：单位：袋 / 日

② 2021 年调研数据分析结果：本题有效问卷对应的 465 个静配中心，每日调剂打包药品数量的中位数为 200.00（50.00，500.00）袋；其中，每日调剂普通药品数量的中位数为 88.00（18.00，269.00）袋，每日调剂抗菌药物数量的中位数为 57.00（12.00，161.00）袋，每日调剂危害药品数量的中位数为 0.00（0.00，0.00）袋；每日调剂肠外营养药物数量的中位数为 0.00（0.00，1.00）袋；每日调剂其他药品数量的中位数为 0.00（0.00，0.00）袋，见表 47。

表 47　2021 年静配中心每日调配打包药品数量情况

| 类别 | 均值 | 标准差 | 中位数 | $P_{25}$ | $P_{75}$ |
| --- | --- | --- | --- | --- | --- |
| PIVAS 每日调剂打包药品数量 | 377.33 | 558.93 | 200.00 | 50.00 | 500.00 |
| 按药品分类统计 PIVAS 每日调剂打包药品数量 | | | | | |
| 普通药品打包数量 | 239.96 | 455.59 | 88.00 | 18.00 | 269.00 |
| 抗菌药物打包数量 | 106.97 | 136.13 | 57.00 | 12.00 | 161.00 |
| 危害药品打包数量 | 4.54 | 41.52 | 0.00 | 0.00 | 0.00 |
| 肠外营养药品打包数量 | 6.87 | 26.86 | 0.00 | 0.00 | 1.00 |
| 其他药品打包数量） | 18.99 | 114.68 | 0.00 | 0.00 | 0.00 |

注：单位：袋 / 日

## 28. 静配中心审核医嘱范围

（1）题目：静配中心审核医嘱范围（单选题）

☐ 只审核静脉输液医嘱

☐ 全医嘱（口服、肌内注射、静脉注射、皮下注射等途径）审核

☐ 其他：__________

（2）问卷回收情况：共收集 761 份问卷（表 48）

表 48　问卷回收情况

| （单选题） | 问卷回收数量 | 比例 |
| --- | --- | --- |
| ☐ 只审核静脉输液医嘱 | 638 | 83.84% |
| ☐ 全医嘱（口服、肌内注射、静脉注射、皮下注射等途径）审核 | 92 | 12.09% |
| ☐ 其他： | 31 | 4.07% |

（3）问卷纳入标准

①符合单选题答题规则，选择“只审核静脉输液医嘱”“全医嘱（口服、肌内注射、静脉注射、皮下注射等途径）审核”或“其他”选项。

②选择“其他”选项后所填写信息可被识别，答案符合本题意要求。

(4) 问卷排除标准

①不符合单选题答题规则。

②选择“其他”选项后所填信息无法识别或不符合本题意要求。

(5) 问卷纳排结果：本题有效问卷 751 份，无效问卷 10 份。

(6) 问卷分析：对有效问卷的数据进行审核，按照本题各选项内涵要求重新整理数据，结果见表 49。

本题有效问卷对应的 751 个静配中心中，有 642 个静配中心（占比 85.49%）只审核静脉输液医嘱，有 95 个静配中心（占比 12.65%）审核全医嘱（口服、肌内注射、静脉注射、皮下注射等途径），有 6 个静配中心（占比 0.80%）只审核除口服或外用途径以外的医嘱，有 8 个静配中心（占比 1.06%）为其他情况（包括仅审核细胞毒性药物医嘱、细胞毒性药物为全医嘱审核但普通药仅限静脉输液医嘱、先由审方中心统一审核后再由静配中心人工审核、审方药师全审医嘱、由独立前置处方审核室审方但静配中心不审方），见表 49、图 20。

本题有效问卷对应的 751 个静配中心中，审核医嘱范围以仅审核静脉输液医嘱为主。

表 49　PIVAS 审核医嘱范围

| 审核医嘱范围 | PIVAS 数 | 占比 % =PIVAS 数 /751（PIVAS 总数） |
|---|---|---|
| 只审核静脉输液医嘱 | 642 | 85.49% |
| 全医嘱（口服、肌内注射、静脉注射、皮下注射等途径）审核 | 95 | 12.65% |
| 其他：除口服或外用途径以外的医嘱 | 6 | 0.80% |
| 其他 | 8 | 1.06% |

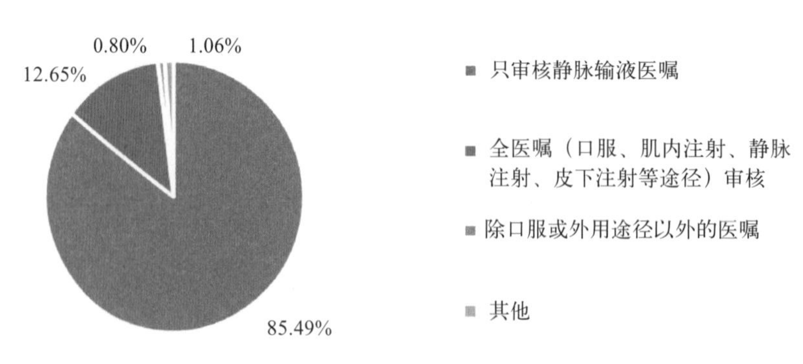


图 20　PIVAS 审核医嘱范围占比

## 29. 静配中心医嘱审核方式

(1) 题目：静配中心医嘱审核方式（单选题）

☐ 不审核　　☐ 全人工审核

☐ 全计算机审核　　☐ 计算机辅助审核

☐ 其他：______

备注：计算机辅助审核指审方药师对每组医嘱进行审核，同时计算机对不适宜医嘱分级提示。

（2）问卷回收情况：共收集761份问卷（表50）

表50 问卷回收情况

| 选项（单选） | 问卷回收数量 | 比例 |
|---|---|---|
| 不审核 | 1 | 0.13% |
| 全人工审核 | 206 | 27.07% |
| 全计算机审核 | 10 | 1.31% |
| 计算机辅助审核 | 523 | 68.73% |
| 其他 | 21 | 2.76% |

（3）问卷纳入标准

①符合单选题答题规则，选择“不审核”“全人工审核”或“其他”等选项。

②选择“其他”选项后所填写信息可被识别，答案符合本题意要求。

（4）问卷排除标准

①不符合单选题答题规则。

②选择“其他”选项后所填信息无法识别或不符合本题意要求。

（5）问卷纳排结果：本题有效问卷752份，无效问卷9份。

（6）问卷分析：本题有效问卷对应的752个静配中心中，有535个静配中心（占比71.15%）为计算机辅助审核医嘱，其中有12个静配中心选择了其他选项，但其说明中填写了“计算机辅助审核+人工审核”，属于计算机辅助审核医嘱内含，故归到此项统计中；206个静配中心为全人工审核；10个静配中心（占比1.33%）为全计算机审核，1个静配中心（占比0.13%）不审核医嘱，见表51、图21。

本题有效问卷对应的752个静配中心医嘱审核方式以计算机辅助审核为主。

表51 PIVAS医嘱审核方式

| 审核方式 | PIVAS数 | 占比%=PIVAS数/752（PIVAS总数） |
|---|---|---|
| 计算机辅助审核 | 535 | 71.15% |
| 全人工审核 | 206 | 27.39% |
| 全计算机审核 | 10 | 1.33% |
| 不审核 | 1 | 0.13% |
| 总计 | 752 | |

注：计算机辅助审核中535个PIVAS，其中计算机辅助审核523个（占比69.55%），计算机辅助审核+人工审核12个PIVAS（占比1.60%）

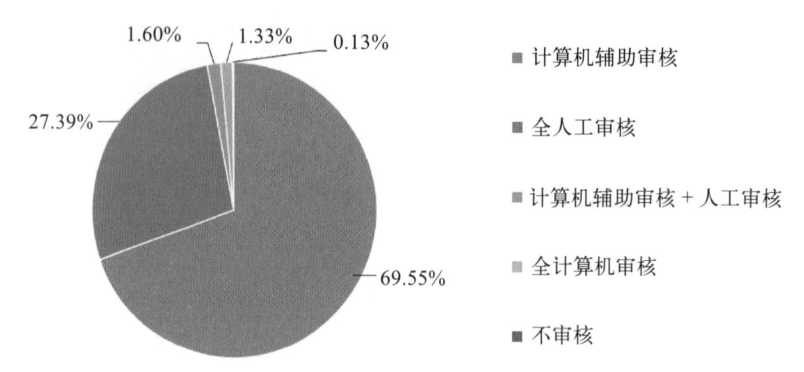


图 21　PIVAS 医嘱审核方式占比

## 30. 静配中心不适宜医嘱干预情况

（1）题目：静配中心不适宜医嘱干预情况（单选题）

□ 不干预　　　　　□ 及时与医师沟通，并提出修改建议

□ 直接拒绝调配　　□ 其他：__________

备注：不干预情况包括静配中心直接调配，或药品打包送至病区自行调配。

（2）问卷回收情况：共收集 761 份问卷（表 52）

表 52　问卷回收情况

| 选项（单选） | 问卷回收数量 | 比例 |
| --- | --- | --- |
| 不干预 | 2 | 0.26% |
| 及时与医生沟通，并提出修改建议 | 734 | 96.45% |
| 直接拒绝调配 | 11 | 1.45% |
| 其他 | 14 | 1.84% |

（3）问卷纳入标准

①符合单选题答题规则，选择“不干预”“及时与医师沟通，并提出修改建议”或“其他”等选项。

②选择“其他”选项后所填写信息可被识别，答案符合本题意要求。

（4）问卷排除标准

①不符合单选题答题规则。

②选择“其他”选项后所填信息无法识别或不符合本题意要求。

（5）问卷纳排结果：本题有效问卷 751 份，无效问卷 10 份。

（6）问卷分析：对有效问卷的数据进行审核，按照本题各选项内容要求重新整理数据，结果见表 53。

本题有效问卷对应的 751 个静配中心中，有 734 个静配中心（占比 96.83%）干预不适宜医嘱的方式为与医师沟通，提出建议，有 12 个静配中心（占比 1.58%）直接拒绝不适宜医嘱，有 2 个静配中心（占比 0.26%）不干预不适宜医嘱，有 3 个静配中心（占比 0.40%）为其他情况（包括与医师沟通、药品打包至病区自行调配，已计费的不适宜医嘱、拒不更改医嘱的打包下送，更改医嘱的按退药处理、与处方审核室联系)，见表 53、图 22。

本题有效问卷对应的 751 个静配中心，不适宜医嘱干预方式以与医师沟通，提出建议为主。

表 53 PIVAS 不适宜医嘱干预情况分类

| 医嘱干预情况 | PIVAS 数 | 占比 % =PIVAS 数 /751（PIVAS 总数） |
|---|---|---|
| 不干预 | 2 | 0.26% |
| 与医师沟通，提出建议 | 734 | 97.74% |
| 直接拒绝调配 | 12 | 1.60% |
| 其他 | 3 | 0.40% |
| 总计 | 751 | |

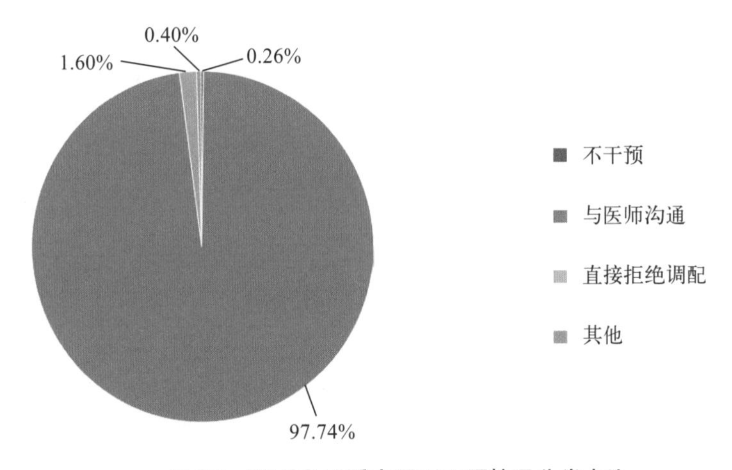


图 22 PIVAS 不适宜医嘱干预情况分类占比

## 31. 静配中心平均每日医嘱审核条目

（1）题目：静配中心平均每日医嘱审核条目（2019 年）：____（条）。静配中心平均每日医嘱审核条目（2021 年）：____（条）。

备注：平均每日医嘱审核条目 = 全年审核医嘱总条目（条）/365

（2）问卷回收情况：761 个静配中心参与了本题调研，填写问卷数 761 份。

（3）问卷纳入标准：该题各项填空填写了“0”及以上的数据。

（4）问卷排除标准：答案不符合本题意要求，不能判别是静配中心平均每日医嘱审核条目的信息。

（5）问卷纳排结果

① 2019 年调研：有效问卷 645 份，无效问卷 116 份。

② 2021 年调研：有效问卷 722 份，无效问卷 39 份。

（6）问卷分析

① 2019 年调研数据分析结果：本题有效问卷对应的 645 个静配中心，每日医嘱审核

条目的中位数为979.00（283.40，2300.00）条，见表54。

表54　2019年静配中心每日医嘱审核条目

| | 均值 | 标准差 | 中位数 | $P_{25}$ | $P_{75}$ |
|---|---|---|---|---|---|
| 医嘱审核条目（条/日） | 1960.95 | 3704.88 | 979.00 | 283.40 | 2300.00 |

② 2021年调研数据分析结果：本题有效问卷对应的722个静配中心，每日医嘱审核条目的中位数为945.00（335.00，2243.75）条，见表55。

表55　2021年静配中心每日医嘱审核条目

| | 均值 | 标准差 | 中位数 | $P_{25}$ | $P_{75}$ |
|---|---|---|---|---|---|
| 医嘱审核条目（条/日） | 1893.38 | 3445.30 | 945.00 | 335.00 | 2243.75 |

## 32. 静配中心平均每日新增医嘱审核条目

（1）题目：静配中心平均每日新增医嘱审核条目（2019年）：____条。

静配中心平均每日新增医嘱审核条目（2021年）：____条。

（2）问卷回收情况：761个静配中心参与了本题调研，填写问卷数761份。

（3）问卷纳入标准：该题各项填空填写了“0”及以上的数据。

（4）问卷排除标准：答案不符合本题意要求，不能判别是静配中心平均每日新增医嘱审核条目的信息。

（5）问卷纳排结果

① 2019年调研：有效问卷597份，无效问卷164份。

② 2021年调研：有效问卷662份，无效问卷99份。

（6）问卷分析

① 2019年调研数据分析结果：本题有效问卷对应的597个静配中心，每日新增医嘱审核条目的中位数为180.00（47.20，433.00）条，见表56。

表56　2019年PIVAS每日新增医嘱审核条目

| | 均值 | 标准差 | 中位数 | $P_{25}$ | $P_{75}$ |
|---|---|---|---|---|---|
| 新增医嘱审核条目（条/日） | 413.94 | 829.39 | 180.00 | 47.20 | 433.00 |

② 2021年调研数据分析结果：本题有效问卷对应的662个静配中心，每日新增医嘱审核条目的中位数为200.00（69.25，430.85）条，见表57。

表57　2021年PIVAS每日新增医嘱审核条目

| | 均值 | 标准差 | 中位数 | $P_{25}$ | $P_{75}$ |
|---|---|---|---|---|---|
| 新增医嘱审核条目（条/日） | 427.05 | 771.07 | 200.00 | 69.25 | 430.85 |

## 33. 静配中心医嘱审核率

（1）题目：静配中心医嘱审核率（2019 年）：______%。静配中心医嘱审核率（2021 年）：______%。

备注：医嘱审核率 %= 药品调配前药师全年审核用药医嘱条目数 / 同期用药医嘱总条目数 ×100%

（2）问卷回收情况：761 个静配中心参与了本题调研，填写问卷数 761 份。

（3）问卷纳入标准：该题各项填空填写了“0”及以上的数据。

（4）问卷排除标准：答案不符合本题意要求，不能判别是静配中心医嘱审核率的信息。

（5）问卷纳排结果

① 2019 年调研：有效问卷 644 份，无效问卷 117 份。

② 2021 年调研：有效问卷 712 份，无效问卷 49 份。

（6）问卷分析

① 2019 年调研数据分析结果：本题有效问卷对应的 644 个静配中心，医嘱审核率为 85.50%，见表 58。

表 58　2019 年静配中心医嘱审核情况

| | 均值 | 标准差 | 中位数 | $P_{25}$ | $P_{75}$ |
|---|---|---|---|---|---|
| 医嘱审核率（%） | 85.50 | 32.89 | 100.00 | 100.00 | 100.00 |

② 2021 年调研数据分析结果：本题有效问卷对应的 712 个静配中心，医嘱审核率为 92.58%，见表 59。

表 59　2021 年静配中心医嘱审核率情况

| | 均值 | 标准差 | 中位数 | $P_{25}$ | $P_{75}$ |
|---|---|---|---|---|---|
| 医嘱审核率（%） | 92.58 | 23.01 | 100.00 | 100.00 | 100.00 |

## 34. 静配中心不适宜医嘱比率

（1）题目：静配中心不适宜医嘱比率（2019 年）：______%；静配中心不适宜医嘱比率（2021 年）：______%

备注：不适宜医嘱比率 %= 全年不适宜医嘱总条目数 / 同期用药医嘱总条目数 ×100%

（2）问卷回收情况：761 个静配中心参与了本题调研，填写问卷数 761 份。

（3）问卷纳入标准：该题各项填空填写了“0”及以上的数据。

（4）问卷排除标准：答案不符合本题意要求，不能判别是静配中心医嘱审核率的信息。

（5）问卷纳排结果

① 2019 年：有效问卷 634 份，无效问卷 127 份。

② 2021 年：有效问卷 713 份，无效问卷 48 份。

（6）问卷分析

① 2019 年调研数据分析结果：本题有效问卷对应的 634 个静配中心，不适宜医嘱比率为 1.80%，见表 60。

表 60　2019 年静配中心不适宜医嘱比率

| | 均值 | 标准差 | 中位数 | $P_{25}$ | $P_{75}$ |
|---|---|---|---|---|---|
| 不适宜医嘱比率（%） | 1.80 | 8.30 | 0.20 | 0.04 | 0.85 |

② 2021 年调研数据分析结果：本题有效问卷对应的 713 个静配中心，不适宜医嘱比率为 1.85%，见表 61。

表 61　2021 年静配中心不适宜医嘱比率

| | 均值 | 标准差 | 中位数 | $P_{25}$ | $P_{75}$ |
|---|---|---|---|---|---|
| 不适宜医嘱比率（%） | 1.85 | 8.57 | 0.21 | 0.06 | 0.97 |

## 35. 静配中心平均每日干预医嘱条目

（1）题目：静配中心平均每日干预医嘱条目（2019 年）：____（条）。静配中心平均每日干预医嘱条目（2021 年）：____（条）。

备注：平均每日干预医嘱条目 = 全年干预医嘱总条目（条）/365

（2）问卷回收情况：761 个静配中心参与了本题调研，填写问卷数 761 份。

（3）问卷纳入标准：该题各项填空填写了“0”及以上的数据。

（4）问卷排除标准：答案不符合本题意要求，不能判别是静配中心平均每日干预医嘱条目数的信息。

（5）问卷纳排结果

① 2019 年调研：有效问卷 633 份，无效问卷 128 份。

② 2021 年调研：有效问卷 714 份，无效问卷 47 份。

（6）问卷分析

① 2019 年，本题有效问卷对应的 633 个静配中心每日干预医嘱条目的中位数为 2.32（0.50，8.86）条，见表 62。

表 62　2019 年每日干预医嘱条目

| | 均值 | 标准差 | 中位数 | $P_{25}$ | $P_{75}$ |
|---|---|---|---|---|---|
| 干预医嘱条目（条 / 日） | 56.79 | 446.36 | 2.32 | 0.50 | 8.86 |

② 2021 年，本题有效问卷对应的 714 个静配中心每日干预医嘱条目的中位数为 2.50（0.73，7.65）条，见表 63。

表 63 2021 年每日干预医嘱条目

| | 均值 | 标准差 | 中位数 | $P_{25}$ | $P_{75}$ |
|---|---|---|---|---|---|
| 干预医嘱条目（条 / 日） | 53.75 | 453.05 | 2.50 | 0.73 | 7.65 |

## 36. 静配中心不适宜医嘱干预率

（1）题目：静配中心不适宜医嘱干预率（2019 年）：______%。静配中心不适宜医嘱干预率（2021 年）：______%。

备注：不适宜医嘱干预率 %= 药师提出修改建议的全年不适宜医嘱条目数 / 同期不适宜医嘱总条目数 ×100%

（2）问卷回收情况：761 个静配中心参与了本题调研，填写问卷数 761 份。

（3）问卷纳入标准：该题各项填空填写了“0”及以上的数据。

（4）问卷排除标准：答案不符合本题意要求，不能判别是静配中心不适宜医嘱干预率的信息。

（5）问卷纳排结果

① 2019 年调研：有效问卷 640 份，无效问卷 121 份。

② 2021 年调研：有效问卷 718 份，无效问卷 43 份。

（6）问卷分析

① 2019 年调研数据分析结果：本题有效问卷对应的 640 个静配中心，平均不适宜医嘱干预率为 74.90%，见表 64。

表 64 2019 年静配中心不适宜医嘱干预率

| | 均值 | 标准差 | 中位数 | $P_{25}$ | $P_{75}$ |
|---|---|---|---|---|---|
| 不适宜医嘱干预率（%） | 74.90 | 41.51 | 100.00 | 68.29 | 100.00 |

② 2021 年调研数据分析结果：本题有效问卷对应的 718 个静配中心，平均不适宜医嘱干预率为 79.41%，见表 65。

表 65 2021 年静配中心不适宜医嘱干预率

| | 均值 | 标准差 | 中位数 | $P_{25}$ | $P_{75}$ |
|---|---|---|---|---|---|
| 不适宜医嘱干预率（%） | 79.41 | 38.57 | 100.00 | 92.25 | 100.00 |

## 37. 静配中心不适宜医嘱干预成功率

（1）题目：静配中心不适宜医嘱干预成功率（2019 年）：______%。静配中心不适宜医嘱干预成功率（2021 年）：______%。

备注：不适宜医嘱干预成功率 %= 医师同意修改的全年不适宜医嘱条目数 / 同期干预医嘱总条目数 ×100%

（2）问卷回收情况：761 个静配中心参与了本题调研，填写问卷数 761 份。

（3）问卷纳入标准：该题各项填空填写了“0”及以上的数据。

（4）问卷排除标准：答案不符合本题意要求，不能判别是静配中心不适宜医嘱干预率的信息。

（5）问卷纳排结果

① 2019 年调研：有效问卷 636 份，无效问卷 125 份。

② 2021 年调研：有效问卷 717 份，无效问卷 44 份。

（6）问卷分析

① 2019 年调研数据分析结果：本题有效问卷对应的 636 个静配中心，不适宜医嘱干预成功率为 79.74%，见表 66。

表 66　2019 年静配中心不适宜医嘱干预成功率

| | 均值 | 标准差 | 中位数 | $P_{25}$ | $P_{75}$ |
|---|---|---|---|---|---|
| 不适宜医嘱干预成功率（%） | 79.74 | 34.95 | 99.00 | 81.53 | 100.00 |

② 2021 年调研数据分析结果：本题有效问卷对应的 717 个静配中心，不适宜医嘱干预成功率为 87.06%，见表 67。

表 67　2021 年静配中心不适宜医嘱干预成功率

| | 均值 | 标准差 | 中位数 | $P_{25}$ | $P_{75}$ |
|---|---|---|---|---|---|
| 不适宜医嘱干预成功率（%） | 87.06 | 27.13 | 99.10 | 90.00 | 100.00 |

## 38. 静配中心平均每日退药率

（1）题目：静配中心平均每日退药率（2019 年）：______%。静配中心平均每日退药率（2021 年）：______%。

备注：平均每日退药率 %= 全年退药医嘱条目数 / 同期用药医嘱总数 /365 × 100%

（2）问卷回收情况：761 个静配中心参与了本题调研，填写问卷数 761 份。

（3）问卷纳入标准：该题各项填空填写了“0”及以上的数据。

（4）问卷排除标准：答案不符合本题意要求，不能判别是静配中心平均每日退药率的信息。

（5）问卷纳排结果

① 2019 年调研：有效问卷 624 份，无效问卷 138 份。

② 2021 年调研：有效问卷 703 份，无效问卷 58 份。

（6）问卷分析

① 2019 年调研数据分析结果：本题有效问卷对应的 624 个静配中心，平均每日退药率为 2.92%，见表 68。

表 68　2019 年退药率

| | 均值 | 标准差 | 中位数 | $P_{25}$ | $P_{75}$ |
|---|---|---|---|---|---|
| 退药率（%） | 2.92 | 4.03 | 1.60 | 0.02 | 4.40 |

② 2021 年调研数据分析结果：本题有效问卷对应的 703 个静配中心，平均每日退药率为 3.08%，见表 69。

表 69 2021 年退药率

| | 均值 | 标准差 | 中位数 | $P_{25}$ | $P_{75}$ |
|---|---|---|---|---|---|
| 退药率（%） | 3.08 | 4.12 | 1.90 | 0.08 | 4.25 |

## 五、静配中心人员配备情况

本部分调研问卷共 13 道题（题号 39 ～ 51），主要内容包括静配中心工作人员的组成、职称、学历、临床专业、新员工岗前培训及考核形式等。

### 39. 静配中心全职工作人员数量

（1）题目：静配中心全职工作人员总数：____名。其中，药学人员______名，护理人员____名，工勤人员____名，其他人员____名。静配中心兼职工作人员总数：____名。其中，药学人员____名，护理人员____名，工勤人员____名，其他人员____名。

备注：全职人员指固定在静配中心工作的人员；兼职人员指某时间段参与静配中心工作的人员。

（2）问卷回收情况：761 个静配中心参与了本题调研，填写问卷数 761 份。

（3）问卷纳入标准

1）静配中心全职工作人员

①该题各项填空填写了“0”及以上的数据。

②数据逻辑关系应当符合下列规则：[ 药学人员 ] ≤ [ 静配中心全职工作人员总数 ]；[ 护理人员 ] ≤ [ 静配中心全职工作人员总数 ]；[ 工勤人员 ] ≤ [ 静配中心全职工作人员总数 ]；[ 其他人员 ] ≤ [ 静配中心全职工作人员总数 ]；[ 药学人员 ]+[ 护理人员 ]+[ 工勤人员 ]+[ 其他人员 ]=[ 静配中心全职工作人员总数 ]。

2）静配中心兼职工作人员

①该题各项填空填写了“0”及以上的数据。

②数据逻辑关系应当符合下列规则：[ 药学人员 ] ≤ [ 静配中心兼职工作人员总数 ]；[ 护理人员 ] ≤ [ 静配中心兼职工作人员总数 ]；[ 工勤人员 ] ≤ [ 静配中心兼职工作人员总数 ]；[ 其他人员 ] ≤ [ 静配中心兼职工作人员总数 ]；[ 药学人员 ]+[ 护理人员 ]+[ 工勤人员 ]+[ 其他人员 ]=[ 静配中心兼职工作人员总数 ]。

（4）问卷排除标准

1）静配中心全职工作人员

①该题所填写数据内容为“/”或无法识别的数据。

②数据逻辑关系错误：[ 药学人员 ] > [ 静配中心全职工作人员总数 ]；[ 护理人员 ] > [ 静配中心全职工作人员总数 ]；[ 工勤人员 ] > [ 静配中心全职工作人员总数 ]；[ 其他人员 ] > [ 静配中心全职工作人员总数 ]。

2）静配中心兼职工作人员

①该题所填写数据内容为“/”或无法识别的数据。

②数据逻辑关系错误：[ 药学人员 ] > [ 静配中心兼职工作人员总数 ]；[ 护理人员 ] > [ 静配中心兼职工作人员总数 ]；[ 工勤人员 ] > [ 静配中心兼职工作人员总数 ]；[ 其他人员 ] > [ 静配中心兼职工作人员总数 ]。

（5）问卷纳排结果

①静配中心全职工作人员：有效问卷 372 份，无效问卷 389 份。

②静配中心兼职工作人员：有效问卷 726 份，无效问卷 35 份。

（6）问卷分析

①静配中心全职工作人员：本题有效问卷对应的 372 个静配中心，全职工作人员总数为 9840 名，平均每个静配中心全职工作人员总数为 26.45 名（约等于 26 名）。其中，药学人员每个静配中心平均 12.07 名（约等于 12 名），护理人员每个静配中心平均 9.34 名（约等于 9 名），工勤人员每个静配中心平均 4.41 名（约等于 4 名），其他人员每个静配中心平均 0.71 名（约等于 1 名），见表 70。

表 70　静配中心全职工作人员情况

| | 均值 | 标准差 | 中位数 | $P_{25}$ | $P_{75}$ |
|---|---|---|---|---|---|
| 全职工作人员总数 | 26.45 | 16.47 | 23.00 | 16.00 | 32.25 |
| 按人员类别统计 | | | | | |
| 药学人员 | 12.07 | 9.90 | 9.50 | 5.00 | 15.00 |
| 护理人员 | 9.34 | 7.56 | 8.00 | 4.00 | 13.00 |
| 工勤人员 | 4.41 | 4.46 | 3.00 | 2.00 | 5.00 |
| 其他人员 | 0.71 | 2.25 | 0.00 | 0.00 | 0.00 |

注：单位：名

②静配中心兼职工作人员：本题有效问卷对应的 726 个静配中心，兼职工作人员总数为 992 名，平均每个静配中心兼职工作人员总数为 1.37 名（约等于 1 名）。其中，药学人员每个静配中心平均 0.40 名（约等于 0 名），护理人员每个静配中心平均 0.64 名（约等于 1 名），工勤人员每个静配中心平均 0.28 名（约等于 0 名），其他人员每个静配中心平均 0.05 名（约等于 0 名），见表 71。

表 71　静配中心兼职工作人员情况

| | 均值 | 标准差 | 中位数 | $P_{25}$ | $P_{75}$ |
|---|---|---|---|---|---|
| 兼职工作人员总数 | 1.37 | 4.69 | 0.00 | 0.00 | 0.00 |
| 按人员类别统计 | | | | | |
| 药学人员 | 0.40 | 2.07 | 0.00 | 0.00 | 0.00 |
| 护理人员 | 0.64 | 3.15 | 0.00 | 0.00 | 0.00 |
| 工勤人员 | 0.28 | 1.91 | 0.00 | 0.00 | 0.00 |
| 其他人员 | 0.05 | 0.49 | 0.00 | 0.00 | 0.00 |

注：单位：名

## 40. 静配中心药学人员按工作年限划分

（1）题目：静配中心药学人员按工作年限划分（多选题并填空）

□ 5 年以内（含 5 年）______名　　□ 6 ～ 10 年（含 10 年）______名

□ 11 ～ 15 年（含 15 年）______名　　□ 16 年以上______名

（2）问卷回收情况：共收集 761 份问卷（表 72）

表 72　问卷回收情况

| 选项（多选并填空） | 药学人员数量 |
| --- | --- |
| 5 年以内（含 5 年）人数 | 605 |
| 6 ～ 10 年（含 10 年）人数 | 654 |
| 11 ～ 15 年（含 15 年）人数 | 536 |
| 16 年以上 人数 | 512 |

（3）问卷纳入标准

①符合多选题答题规则，选择“5 年以内（含 5 年）”“6 ～ 10 年（含 10 年）”“11 ～ 15 年（含 15 年）”或“16 年以上”等选项。

②选择选项后所填写信息可被识别，答案符合本题意要求。

（4）问卷排除标准

①不符合多选题答题规则。

②选择选项后所填信息无法识别或不符合本题意要求。

（5）问卷纳排结果：本题有效问卷 761 份，无效问卷 0 份。

（6）问卷分析：本题有效问卷对应的 761 个静配中心，药学人员总数为 2307 名。其中药学人员工作年限≤ 5 年的人数为 605 名，6 ～ 10 年的人数为 654 名，11 ～ 15 年的人数为 536 名，≥ 16 年的人数为 512 名。静配中心药学人员工作年限段差异较小，工作年限在 6 ～ 10 年的药学人员占比稍高于其他工作年限，见表 73。

注：题号 40、41 和 42 中的药学人员总数，理论上应当相互关联，但是问卷设计时没有强制关联，导致这三个题目的药学人员总数相互关联不上，我们只能如实统计。

表 73　药学人员工作年限

| 工作年限 | 药学人员数量 | 占比 % = 药学人员数量 /2307（药学人员总计） |
| --- | --- | --- |
| ≤ 5 年 | 605 | 26.23% |
| 6 ～ 10 年 | 654 | 28.35% |
| 11 ～ 15 年 | 536 | 23.23% |
| ≥ 16 年 | 512 | 22.19% |
| 总计 | 2307 | |

## 41. 静配中心药学人员按专业技术职称划分

（1）题目：静配中心药学人员按专业技术职称划分（多选题并填空）

□ 药士______名　□ 药师______名　□ 主管药师________名

□ 副主任药师______名　□ 主任药师______名

（2）问卷回收情况：共收集 761 份问卷（表 74）

表 74　问卷回收情况

| 选项（多选并填空） | 药学人员数量 |
|---|---|
| 药士　人数 | 487 |
| 药师　人数 | 697 |
| 主管药师　人数 | 719 |
| 副主任药师　人数 | 418 |
| 主任药师　人数 | 186 |

（3）问卷纳入标准

①符合多选题答题规则，选择“药士”“药师”“主管药师”“副主任药师”或“主任药师”等选项。

②选择选项后所填写信息可被识别，答案符合本题意要求。

（4）问卷排除标准

①不符合多选题答题规则。

②选择选项后所填信息无法识别或不符合本题意要求。

（5）问卷纳排结果：本题有效问卷 761 份，无效问卷 0 份。

（6）问卷分析：本题用效问卷对应的 761 个静配中心，药学人员总数为 2507 名。按专业技术职称划分，药士有 487 名（占比 19.43%），药师有 697 名（占比 27.80%），主管药师有 719 名（占比 28.68%），副主任药师有 418 名（占比 16.67%），主任药师有 186 名（占比 7.42%）。静配中心的药学人员技术职称以主管药师和药剂师为主，其次为药士和副主任药师，主任药师占比最少，见表 75、图 23。

注：题号 40、41 和 42 中的药学人员总数，理论上应当相互关联，但是问卷设计时没有强制关联，导致这三个题目的药学人员总数相互关联不上，我们只能如实统计。

表 75　PIVAS 药学人员专业技术职称分布

| 职称 | 药学人员数量 | 占比 % = 药学人员数量 /2507（药学人员总计） |
|---|---|---|
| 药士 | 487 | 19.43% |
| 药师 | 697 | 27.80% |
| 主管药师 | 719 | 28.68% |
| 副主任药师 | 418 | 16.67% |
| 主任药师 | 186 | 7.42% |
| 总计 | 2507 | |

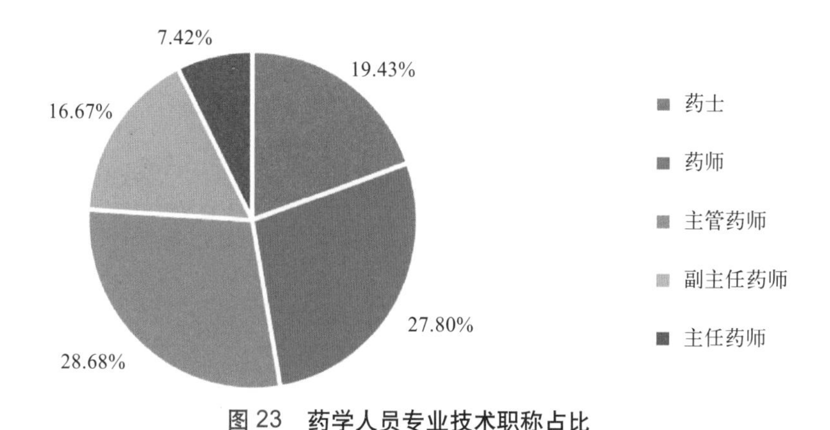


图 23 药学人员专业技术职称占比

## 42. 静配中心药学人员学历分布

（1）题目：静配中心药学人员学历分布（多选题并填空）

☐ 博士______名 ☐ 硕士______名 ☐ 本科______名 ☐ 专科______名。

备注：学历包括后取学历及同等学历。

（2）问卷回收情况：共收集 761 份问卷（表 76）

表 76 问卷回收情况

| 选项 | 药学人员数量 |
|---|---|
| 博士 人数 | 103 |
| 硕士 人数 | 428 |
| 本科 人数 | 750 |
| 专科 人数 | 458 |

（3）问卷纳入标准

①符合多选题答题规则，选择“博士”“硕士”“本科”或“专科”等选项。

②选择选项后所填写信息可被识别，答案符合本题意要求。

（4）问卷排除标准

①不符合多选题答题规则。

②选择选项后所填信息无法识别或不符合本题意要求。

（5）问卷纳排结果：本题有效问卷 761 份，无效问卷 0 份。

（6）问卷分析：本题用效问卷对应的 761 个静配中心，药学人员总数为 1739 名。其中有 458 名为专科（占比 26.34%），750 名为本科（占比 43.13%），428 名为硕士（占比 24.61%），103 名博士（占比 5.92%）。本科为药学人员的主要学历，次之为专科和硕士，博士最少，见表 77、图 24。

注：题号 40、41 和 42 中的药学人员总数，理论上应当相互关联，但是问卷设计时没有强制关联，导致这三个题目的药学人员总数相互关联不上，我们只能如实统计。

表 77　PIVAS 药学人员学历

| 学历 | 药学人员数量 | 占比 % = 药学人员数量 /1739（药学人员总计） |
|---|---|---|
| 博士 | 103 | 5.92% |
| 硕士 | 428 | 24.61% |
| 本科 | 750 | 43.13% |
| 专科 | 458 | 26.34% |
| 总计 | 1739 | |

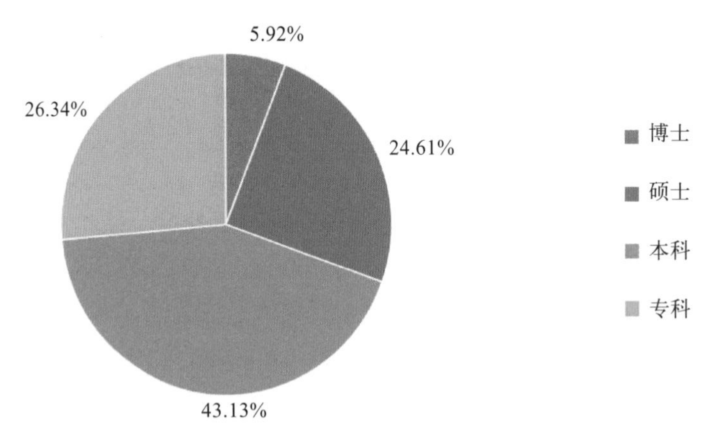


图 24　PIVAS 药学人员学历占比

## 43. 静配中心主任学历职称、静配中心组长学历职称

（1）题目：静配中心主任：学历______，职称______。静配中心组长：学历______，职称______。

（2）问卷回收情况：761 个静配中心参与了本题调研，共收集 761 份问卷。

（3）问卷纳入标准：静配中心主任和组长的学历、职称信息已填写且可被识别。

（4）问卷排除标准：答案不符合本题意要求，不能判别是学历和职称的信息。

（5）问卷纳排结果

①静配中心主任学历职称调研：有效问卷 761 份，无效问卷 0 份。

②静配中心组长学历职称调研：有效问卷 759 份，无效问卷 2 份。

（6）问卷分析

1）静配中心主任学历职称调研：有效问卷对应的 761 个静配中心中，有 107 个静配中心未设立主任职位，654 个静配中心设立了主任职位。

①静配中心主任学历调研：在设立了主任职位的 654 个静配中心中，有 13个静配中心（占比 1.99%）的主任学历为专科生，有 423 个静配中心（占比 64.68%）的主任学历为本科生，有 166 个静配中心（占比 25.38%）的主任学历为硕士研究生，有 52 个静配中心（占比 7.95%）的主任学历为博士研究生。静配中心主任学历以本科生为主，次之为硕士研究生和博士研究生，见表 78、图 25。

②静配中心主任学历职称调研：在设立了主任职位的 654个静配中心中，有 194 个静

配中心（29.66%）的主任专业技术职称为主任药师，有 270个静配中心（41.28%）的主任专业技术职称为副主任药师，有 164 个静配中心（25.08%）的主任专业技术职称为主管药师，其余静配中心（1% 以下）主任的专业技术职称为药师、主管中药师、副主任中药师、主任中药师以及其他护理部、医学部的职称。静配中心主任职称以副主任药师为主，次之为主任药师和主管药师，见表 79。

表 78 静配中心主任学历

| 主任学历 | PIVAS 数 | 占比 % =PIVAS/654（PIVAS 总计） |
|---|---|---|
| 专科生 | 13 | 1.99% |
| 本科生 | 423 | 64.68% |
| 硕士研究生 | 166 | 25.38% |
| 博士研究生 | 52 | 7.95% |
| 总计 | 654 | |

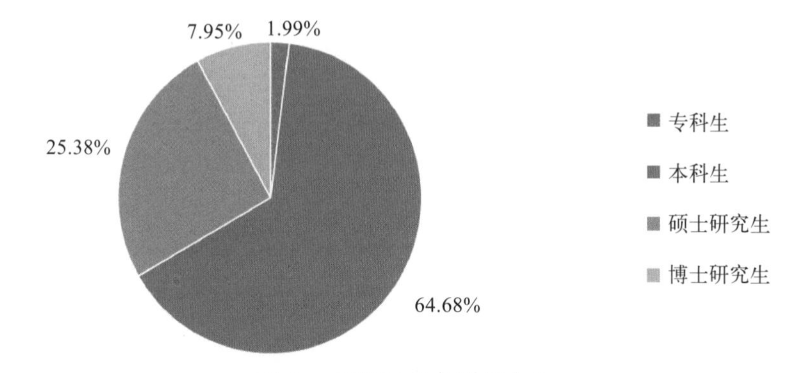


图 25 PIVAS 主任学历占比

表 79 PIVAS 主任职称情况占比

| 所属部门 | PIVAS 主任职称 | PIVAS 数 | 占比 % =PIVAS 数 /654（PIVAS 总计） |
|---|---|---|---|
| 护理部 | 主管护师 | 1 | 0.15% |
| | 副主任护师 | 3 | 0.46% |
| | 主任护师 | 3 | 0.46% |
| 医学部 | 主治医师 | 1 | 0.15% |
| | 副主任医师 | 1 | 0.15% |
| | 主任医师 | 4 | 0.61% |
| 药学部（药剂科） | 药师 | 6 | 0.92% |
| | 主管药师 | 164 | 25.08% |
| | 副主任药师 | 270 | 41.28% |
| | 主任药师 | 194 | 29.66% |
| | 主任中药师 | 3 | 0.46% |
| | 副主任中药师 | 2 | 0.31% |
| | 主管中药师 | 2 | 0.31% |
| 总计 | | 654 | |

2）静配中心组长学历职称调研：有效问卷对应的759个静配中心中，有75个静配中心未设立组长，有684个静配中心设立了组长。

①静配中心组长学历调研：在设立了组长的684个静配中心中，有19个静配中心（占比2.78%）的组长学历为专科生，有527个静配中心（占比77.04%）的组长学历为本科生，有135个静配中心（占比19.74%）的组长学历为硕士研究生，有3名个静配中心（占比0.44%）的组长学历为博士研究生。静配中心组长学历以本科生为主，次之为硕士研究生，见表80、图26。

表80　PIVAS组长学历

| 组长学历 | PIVAS数 | 占比%=PIVAS数/684（PIVAS总计） |
|---|---|---|
| 专科 | 19 | 2.78% |
| 本科 | 527 | 77.04% |
| 硕士研究生 | 135 | 19.74% |
| 博士研究生 | 3 | 0.44% |
| 总计 | 684 | |

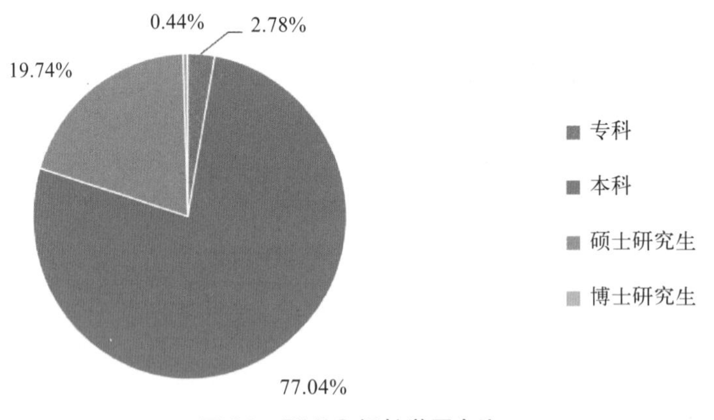


图26　PIVAS组长学历占比

②静配中心组长职称调研：在设立了组长的684个静配中心中，有425个静配中心（占比62.13%）的组长专业技术职称为主管药师，有157个静配中心（占比22.95%）的组长专业技术职称为副主任药师，有49个静配中心（占比7.16%）的组长专业技术职称为药师，有20个静配中心（占比2.93%）的组长专业技术职称为主任药师，有17个静配中心（占比2.49%）的组长专业技术职称为主管护师，有10个静配中心（占比1.46%）的组长专业技术职称为副主任护师，其余的6个静配中心（占比1%以下）组长专业技术职称为主管中药师、护理部及医学部的职称。静配中心组长职称以主管药师为主，次之为副主任药师，见表81。

表 81 静配中心组长职称

| 所属部门 | PIVAS 组长职称 | PIVAS 数 | 占比 % =PIVAS 数 /684（PIVAS 总计） |
|---|---|---|---|
| 护理部 | 护师 | 2 | 0.29% |
| | 主管护师 | 17 | 2.49% |
| | 副主任护师 | 10 | 1.46% |
| | 主任护师 | 2 | 0.29% |
| 医学部 | 主治医师 | 1 | 0.15% |
| 药学部（药剂科） | 药师 | 49 | 7.16% |
| | 主管药师 | 425 | 62.13% |
| | 副主任药师 | 157 | 22.95% |
| | 主任药师 | 20 | 2.93% |
| | 主管中药师 | 1 | 0.15% |
| 总计 | | 684 | |

通过筛选 761 个静配中心中主任或组长信息填写为“无”的情况，剔除仅设立主任或仅设立组长岗位的情况，得出有 684 个静配中心同时设立了主任和组长岗位的结果。

通过筛选 761 个静配中心中主任和组长信息均填写为“无”的情况，得出有 7 个静配中心既没有设立主任，也没有设立组长岗位。

## 44. 静配中心护理人员数量及参与工作形式

（1）题目：静配中心护理人员：______名；参与工作形式：______。

（2）问卷回收情况

①静配中心护理人员情况调研：761 个静配中心参与了本题调研，共收集 761 份问卷。

②护理人员参与工作形式（表 82）

表 82 参与工作形式

| 选项（多选） | 问卷回收数量 | 比例 = 问卷数 /761 |
|---|---|---|
| 固定不轮换 | 554 | 72.8% |
| 病区每日派人员 | 28 | 3.68% |
| 定期轮换，轮换周期 | 53 | 6.96% |
| 其他 | 150 | 19.71% |

（3）问卷纳入标准

①静配中心护理人员情况调研：该题填写了“0”及以上的数据。

②护理人员参与工作形式：参与工作形式的信息已填写且可被识别。

（4）问卷排除标准

①静配中心护理人员情况调研：答案不符合本题意要求，不能判别是静配中心护理人员数量的信息。

②护理人员参与工作形式调研：答案不符合本题意要求，不能判别是参与工作形式的信息。

（5）问卷纳排结果

①静配中心护理人员情况调研：有效问卷761份，无效问卷0份。

②参与工作形式：有效问卷761份，无效问卷0份。

（6）问卷分析

①静配中心护理人员情况调研：本题有效问卷对应析761个静配中心，每个静配中心平均配备7～8名护理人员，见表83。

**表83 静配中心护理人员配备**

| | 均值 | 标准差 | 中位数 | $P_{25}$ | $P_{75}$ |
|---|---|---|---|---|---|
| 静配中心护理人员 | 7.49 | 7.83 | 6.00 | 1.00 | 12.00 |

注：单位：名

②护理人员参与工作形式调研：本题有效问卷对应析761个静配中心中，有150个静配中心符合指南要求，即静配中心中的专业技术人员全部为药学专业人员；有611个静配中心护理人员以不同形式参与工作。

在611个有护理人员参与工作的静配中心当中，有554个静配中心（占比90.67%）护理人员参与静配中心的工作形式为固定不轮换，有53个静配中心（占比8.67%）护理人员参与静配中心的工作形式为定期轮换，有28个静配中心（占比4.58%）为病区每日派人去静配中心参与工作，同于本题为多选题，故有的静配中心护理人员参与工作的形式存2种或2种以上。静配中心护理人员参与工作形式主要以固定不轮转为主，见表84、图27。

**表84 PIVAS护理人员参与工作形式**

| 护理人员工作形式 | PIVAS数量 | 占比％=PIVAS数量/611（PIVAS总计）（611=761-150个无护理人员的PIVAS） |
|---|---|---|
| 固定不轮换 | 554 | 90.67% |
| 病区每日派人员 | 28 | 4.58% |
| 定期轮换 | 53 | 8.67% |

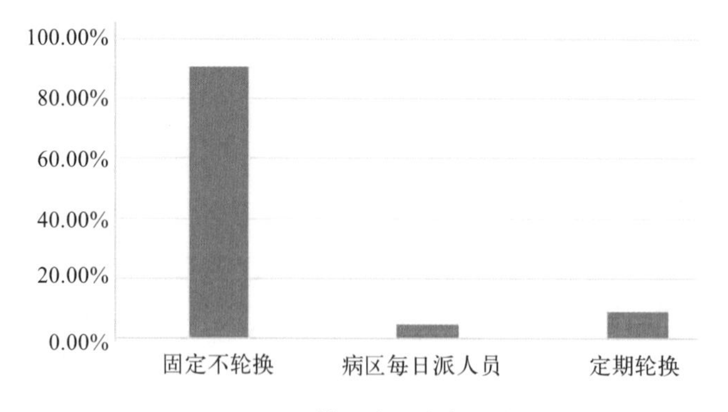


图27 PIVAS护理人员参与工作形式

## 45. 静配中心负责医嘱审核药师数量及占比

（1）题目：静配中心负责医嘱审核药师______名，占技术人员比例______%。

备注：技术人员数 = 药师人数 + 护士人数

（2）问卷回收情况：761 个静配中心参与了本题调研，共收集 761 份问卷。

（3）问卷纳入标准：该题填写了“0”及以上的数据。

（4）问卷排除标准：答案不符合本题意要求，不能判别是静配中心负责医嘱审核药师数量及技术人员比例的信息。

（5）问卷纳排结果：

①医嘱审核药师情况调研：有效问卷 756 份，无效问卷 5 份。

②医嘱审核药师占技术人员比例：有效问卷 749 份，无效问卷 12 份。

（6）问卷分析：本题有效问卷对应的 756 个静配中心，每个静配中心平均配备 5.73 名（约等于 6 名）药师负责审核医嘱，占技术人员比例的平均值为 29.60%，见表 85。

表 85 医嘱审核药师及占技术人员比例

| | PIVAS 数 | 均值 | 标准差 | 中位数 | $P_{25}$ | $P_{75}$ |
|---|---|---|---|---|---|---|
| 医嘱审核药师（名） | 756 | 5.73 | 5.54 | 4.00 | 3.00 | 7.00 |
| 占技术人员比例（%） | 749 | 29.60 | 20.49 | 25.00 | 17.00 | 36.40 |

## 46. 静配中心负责医嘱审核药学人员技术职称

（1）题目：静配中心负责医嘱审核药学人员技术职称包括：主任药师______名；副主任药师______名；主管药师______名；药师______名；药士______名。

（2）问卷回收情况：761 个静配中心参与了本题调研，共收集 761 份问卷。

（3）问卷纳入标准：该题填写了“0”及以上的数据。

（4）问卷排除标准：答案不符合本题意要求，不能判别是静配中心负责医嘱审核药学人员技术职称人数的信息。

（5）问卷纳排结果：本题有效问卷 761 份，无效问卷 0 份。

（6）问卷分析：本题有效问卷对应的 761 个静配中心中有 13 个静配中心负责医嘱审核的各类药学专业技术职称的人数均为“0”，不符合《静脉用药调配中心建设与管理指南》（以下简称《指南》）的要求，《指南》要求医嘱审核人员必须为具有药学专业技术职务的人员，故剔除该 13 个静配中心，以 748 个静配中心进行分析。

医嘱审核人员资质符合《指南》规定的 748 个静配中心中，参与医嘱审核的药学人员总数为 5060 名，其中主任药师总数 93 名（占 1.84%），副主任药师总数 472 名（占 9.33%），主管药师总数 2408 名（47.59%），药师总数 1779 名（占 35.16%），药士总数 308 名（占 6.09%）。

按职称统计静配中心医嘱审核人员占比：本题有效问卷对应的 748 个静配中心中，平均每个静配中心配备的医嘱审核人员具有主任药师职称的为 0.12 名（约等于 0 名）；具有副主任药师职称的为 0.63 名（约等于 1 名）；具有主管药师职称的为 3.22 名（约等于 3 名）；

具有药师职称的为2.38名（约等于2名）；具有药士职称的为0.41名（约等于0名），见表86、表87。

表86　静配中心医嘱审核药学人员技术职称数量

| 职称 | 人数 | 占比%=人数/5060（总人数） |
|---|---|---|
| 主任药师 | 93 | 1.84% |
| 副主任药师 | 472 | 9.33% |
| 主管药师 | 2408 | 47.59% |
| 药师 | 1779 | 35.16% |
| 药士 | 308 | 6.09% |
| 总数 | 5060 | |

表87　静配中心医嘱审核药学人员技术职称分析

| 职称 | PIVAS数量 | 均值 | 标准差 | 中位数 | $P_{25}$ | $P_{75}$ |
|---|---|---|---|---|---|---|
| 主任药师 | 748 | 0.12 | 0.48 | 0.00 | 0.00 | 0.00 |
| 副主任药师 | 748 | 0.63 | 1.34 | 0.00 | 0.00 | 1.00 |
| 主管药师 | 748 | 3.22 | 2.77 | 2.00 | 1.00 | 4.00 |
| 药师 | 748 | 2.38 | 4.27 | 1.00 | 0.00 | 3.00 |
| 药士 | 748 | 0.41 | 1.85 | 0.00 | 0.00 | 0.00 |

## 47. 静配中心是否设置临床药师岗位

（1）题目：静配中心是否设置临床药师岗位?

□是　　有______名

□否　　（跳转至49题）

（2）问卷回收情况：共收集761份问卷（表88）

表88　问卷回收情况

| 选项（单选） | 问卷回收数量 | 比例 |
|---|---|---|
| 是　人数 | 139 | 18.27% |
| 否 | 622 | 81.73% |

（3）问卷纳入标准

①符合单选题答题规则，选择“是”“否”选项。

②选择“是”选项后所填写信息可被识别，答案符合本题意要求。

（4）问卷排除标准

①不符合单选题答题规则。

②选择“是”选项后所填写信息无法识别或不符合本题意要求。

（5）问卷纳排结果

①静配中心是否设置临床药师岗位调研：有效问卷761份，无效问卷0份。

②静配中心临床药师人数调研：有效问卷139份，无效问卷622份。

（6）问卷分析

①静配中心是否设置临床药师岗位：139 个（18.27%）静配中心设立临床药师岗位，622 个（81.73%）静配中心未设立临床药师岗位，见表 89、图 28。设立临床药师岗位的静配中心占少数。

表 89 PIVAS 临床药师岗位设置情况

| 岗位设置 | PIVAS 数 | 占比 % =PIVAS 数 /761（PIVAS 总数） |
|---|---|---|
| 已设立临床药师岗位 | 139 | 18.27% |
| 未设立临床药师岗位 | 622 | 81.73% |

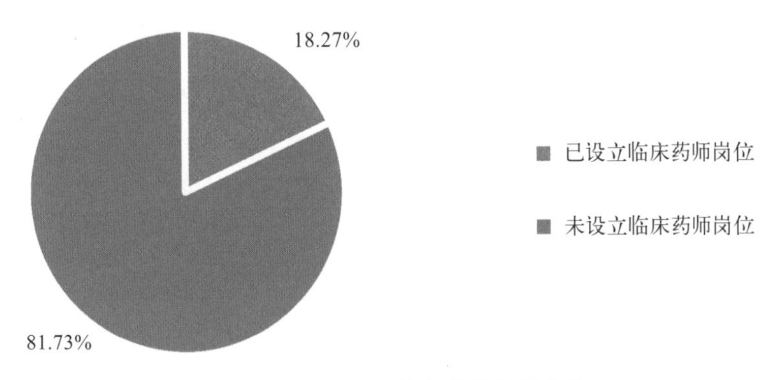


图 28 PIVAS 临床药师岗位设置占比

②静配中心临床药师人数分布：在设立临床药师岗位的 139 个静配中心中，有 89 个静配中心（占比 64.03%）配备的临床药师人数为 1 人，25 个静配中心（占比 17.99%）配备的临床药师人数为 2 人，8 个静配中心（占比 5.75%）配备的临床药师人数为 3 人，7 个静配中心（占比 5.03%）配备的临床药师人数为 4 人，2 个静配中心（占比 1.44%）配备的临床药师人数为 5 人，1 个静配中心（占比 0.72%）配备的临床药师人数为 6 人，2 个静配中心（占比 1.44%）配备的临床药师人数为 8 人，1 个静配中心（占比 0.72%）配备的临床药师人数为 24 人，4 个静配中心（占比 2.88%）配备的临床药师人数为待定，见表 90、图 29。

表 90 PIVAS 临床药师人数

| 临床药师人数 | PIVAS 数 | 占比 % =PIVAS 数 /139（PIVAS 总数） |
|---|---|---|
| 1 | 89 | 64.03% |
| 2 | 25 | 17.99% |
| 3 | 8 | 5.75% |
| 4 | 7 | 5.03% |
| 5 | 2 | 1.44% |
| 6 | 1 | 0.72% |
| 8 | 2 | 1.44% |
| 24 | 1 | 0.72% |
| 待定 | 4 | 2.88% |

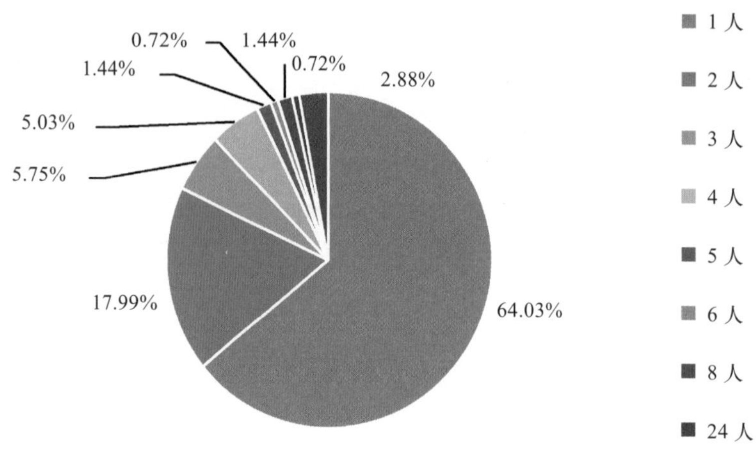


图 29　PIVAS 临床药师人数占比

## 48. 静配中心临床药师专业及工作内容

（1）题目：静配中心临床药师专业及工作内容（多选题及填空）

□ 肿瘤专业　　工作内容：________

□ 营养专业　　工作内容：________

□ 其他____　　工作内容：________

（2）问卷回收情况：共收集 139 份问卷（表 91）

表 91　问卷回收情况

| 选项（多选并填空） | 问卷回收数量 |
|---|---|
| 肿瘤专业 工作内容 | 39 |
| 营养专业 工作内容 | 56 |
| 其他______ 工作内容 | 78 |

（3）问卷纳入标准

①符合多选题答题规则，选择“肿瘤专业”“营养专业”或“其他”选项。

②选择“是”选项后所填写信息可被识别，答案符合本题意要求。

（4）问卷排除标准

①不符合多选题答题规则。

②选择选项后所填写信息无法识别或不符合本题意要求。

（5）问卷纳排结果：本题有效问卷 131 份，无效问卷 8 份。

（6）问卷分析：对有效问卷的数据进行审核，按照本题各选项内涵要求重新整理数据，结果见表 92。

本题有效问卷对应的 131 个静配中心中，有 56 个静配中心（占比 42.75%）设立了营养专业临床药师，有 39 个静配中心（占比 29.77%）设立了肿瘤专业临床药师，其他的 70 个（占比 53.43%）静配中心中，有 19 个静配中心（占比 14.50%）设立了感染专业临床药师，有9个静配中心（占比6.87%）设立了通科临床药师，有7个静配中心（占比5.34%）设立了内分泌专业临床药师，其余35个静配中心（占比26.72%）的情况包括1个静配中心的临床药师正在培训中，以及静配中心设立的临床药学专业还有心血管专业、消化专业、风湿免疫肾病专业、疼痛专业、神经专业、重症医学专业、抗凝专业、呼吸专业、外科。设立临床药师岗位的131个静配中心中，以设立肿瘤专业和营养专业的临床药师岗位为主，见表92、图30。

静配中心临床药师的工作内容包括医嘱审核、处方点评、临床查房、病例讨论、用药指导、特殊人群用药宣教、人员培训等。

表92 PIVAS临床药师专业设置情况

| 临床药师专业 | PIVAS数量 | PIVAS数量占比%=专业数量/131（PIVAS总数） |
|---|---|---|
| 肿瘤专业 | 39 | 29.77% |
| 营养专业 | 56 | 42.75% |
| 感染专业 | 19 | 14.50% |
| 通科 | 9 | 6.87% |
| 内分泌专业 | 7 | 5.34% |
| 其他 | 35 | 26.72% |

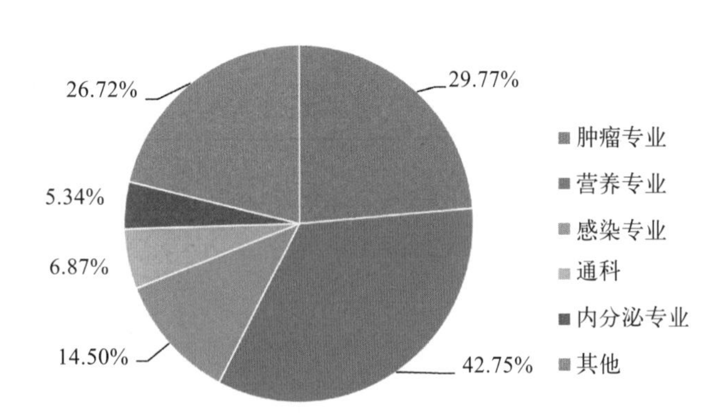


图30 PIVAS临床药师专业占比

## 49. 静配中心新入职人员岗前培训与考核

（1）题目：静配中心新入职人员岗前培训与考核（单选题）

☐ 本医院静配中心培训并考核

☐ 本省（区、市）指定基地或医院培训并考核

☐ 本医院静配中心培训，其他机构考核

☐ 外省（区、市）指定基地或医院培训并考核

☐ 其他情况：__________

（2）问卷回收情况：共收集 761 份问卷（表 93）

表 93　问卷回收情况

| 选项（单选） | 问卷回收数量 | 比例 |
|---|---|---|
| 本医院静配中心培训并考核 | 706 | 92.77% |
| 本省（区、市）指定基地或医院培训并考核 | 24 | 3.16% |
| 本医院静配中心培训，其他机构考核 | 14 | 1.84% |
| 外省（区、市）指定基地或医院培训并考核 | 2 | 0.26% |
| 其他情况 | 15 | 1.97% |

（3）问卷纳入标准

①符合单选题答题规则，选择“本医院静配中心培训并考核”“本省、自治区、直辖市指定基地或医院培训并考核”或“其他情况”等选项。

②选择“其他情况”选项后所填写信息可被识别，答案符合本题意要求。

（4）问卷排除标准

①不符合单选题答题规则。

②选择“其他情况”选项后所填写信息无法识别或不符合本题意要求。

（5）问卷纳排结果：本题有效问卷 754 份，无效问卷 7 份。

（6）问卷分析：对有效问卷的数据进行审核，按照本题各选项内涵要求重新整理数据，结果见表 94。

本题有效问卷对应的 754 个静配中心中，有 707 个静配中心（占比 93.77%）新入职人员岗前培训与考核形式为本医院静配中心培训并考核，有 25 个静配中心（占比 3.31%）为本省（区、市）指定基地或医院培训并考核，有 14 个静配中心（占比 1.86%）为本医院静配中心培训并在其他机构考核，有 2 个静配中心（占比 0.26%）为外省、自治区、直辖市指定基地或医院培训并考核，有 6 个静配中心（占比 0.80%）为其他情况 [ 包括 1 个暂无新入职人员，其余为参加省、自治区、直辖市以上岗位专业知识线上培训并且药学专业继续教育达标，医院岗前培训，首批人员参加本省（区、市）指定医院培训考核 + 后续人员由本医院静配中心培训并考核，本市集中学习考核与院内学习考核相结合，省（区、市）临床药学质控中心组织培训考核 ]，见表 94、图 31。

静配中心新入职人员岗前培训与考核形式以本医院静配中心培训并考核为主。

表 94　PIVAS 新入职人员岗前培训与考核形式

| 培训与考核形式 | PIVAS 数 | 占比 % =PIVAS 数 /754（PIVAS 总数） |
|---|---|---|
| 本医院静配中心培训并考核 | 707 | 93.77% |
| 本省（区、市）指定基地或医院培训并考核 | 25 | 3.31% |
| 本医院静配中心培训，其他机构考核 | 14 | 1.86% |
| 外省（区、市）指定基地或医院培训并考核 | 2 | 0.26% |
| 其他 | 6 | 0.80% |
| 总计 | 754 | |

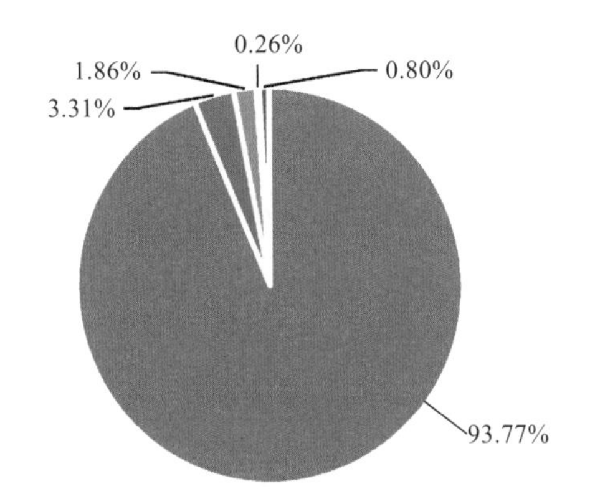


图 31 PIVAS 新入职人员岗前培训与考核形式占比

## 50. 静配中心新入职人员岗前培训时间

（1）题目：静配中心新入职人员岗前培训时间（单选题）

□ ≤ 1 个月　□ 1 ～ 3 个月　□ 3 ～ 6 个月　□ ≥ 6 个月

（2）问卷回收情况：共收集 761 份问卷（表 95）

表 95 问卷回收情况

| 选项（单选） | 问卷回收数量 | 比例 |
| --- | --- | --- |
| ≤ 1 个月 | 211 | 27.73% |
| 1 ～ 3 个月 | 459 | 60.32% |
| 3 ～ 6 个月 | 73 | 9.59% |
| ≥ 6 个月 | 18 | 2.36% |

（3）问卷纳入标准：符合单选题答题规则，选择“≤ 1 个月”“1 ～ 3 个月”“3 ～ 6 个月”或“≥ 6 个月”等选项。

（4）问卷排除标准：不符合单选题答题规则。

（5）问卷纳排结果：本题有效问卷 761 份，无效问卷 0 份。

（6）问卷分析：本题有效问卷对应的 761 个静配中心中，有 459 个静配中心（占比 60.32%）新入职人员岗前培训时间为 1 ～ 3 个月，有 211 个静配中心（占比 27.73%）新入职人员岗前培训时间≤ 1 个月，有 73 个静配中心（占比 9.59%）新入职人员岗前培训时间为 3 ～ 6 个月，有 18 个静配中心（占比 2.36%）新入职人员岗前培训时间≥ 6 个月，见表 96、图 32。

静配中心新入职人员岗前培训时间以 1 ～ 3 个月为主。

表 96　PIVAS 新入职人员岗前培训时间

| 培训时间 | PIVAS 数 | 占比 % =PIVAS 数 /761（PIVAS 总数） |
|---|---|---|
| ≤ 1 个月 | 211 | 27.73% |
| 1 ～ 3 个月 | 459 | 60.32% |
| 3 ～ 6 个月 | 73 | 9.59% |
| ≥ 6 个月 | 18 | 2.36% |
| PIVAS 总数 | 761 | |

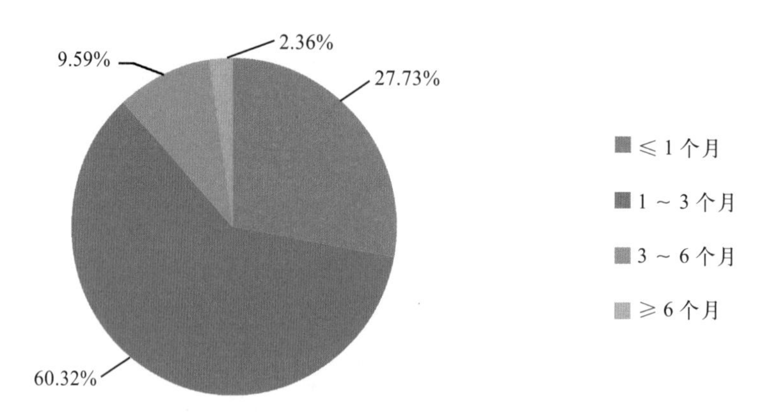


图 32　PIVAS 新入职人员岗前培训时间占比

## 51. 静配中心人员是否参加相关培训

（1）题目：静配中心人员是否参加过下列相关培训（单选题）

肠外营养液调配技术培训　□ 是　　□ 否

危害药品调配技术培训　　□ 是　　□ 否

（2）问卷回收情况：共收集 761 份问卷（表 97，表 98）

表 97　肠外营养液调配技术培训

| 选项（单选） | 问卷回收数量 | 比例 |
|---|---|---|
| 是 | 689 | 90.54% |
| 否 | 72 | 9.46% |

表 98　危害药品调配技术培训

| 选项（单选） | 问卷回收数量 | 比例 |
|---|---|---|
| 是 | 732 | 96.19% |
| 否 | 29 | 3.81% |

（3）问卷纳入标准：符合单选题答题规则，选择“是”或“否”等选项。

（4）问卷排除标准：不符合单选题答题规则。

（5）问卷纳排结果：本题有效问卷 761 份，无效问卷 0 份。

（6）问卷分析：本题有效问卷对应的 761 个静配中心中，有 689 个静配中心（占比 90.54%）对其工作人员进行了危害药品调配技术培训，有 732 个静配中心（占比 96.19%）对其工作人员进行了肠外营养液调配技术培训。开展危害药品调配技术培训的静配中心略微高于开展肠外营养液调配技术培训的静配中心，见表 99、图 33。

表 99　PIVAS 人员参加培训情况

| 培训类型 | PIVAS 数 | 占比 % =PIVAS 数 /761（PIVAS 总数） |
|---|---|---|
| 肠外营养液调配技术培训 | 689 | 90.54% |
| 危害药品调配技术培训 | 732 | 96.19% |

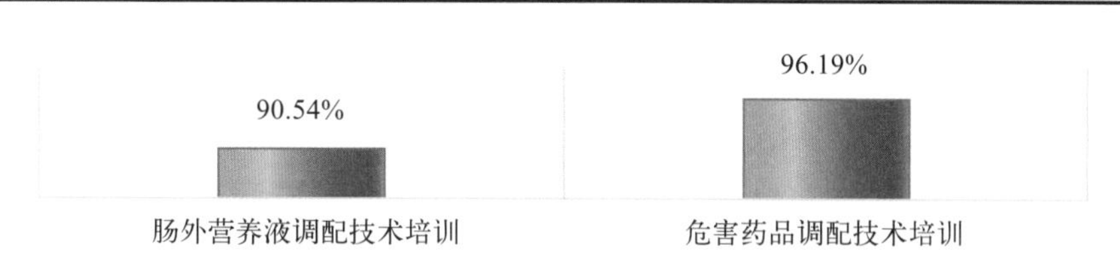


图 33　PIVAS 人员参加培训情况占比

## 六、静配中心质量管理情况

本部分调研问卷共 11 道题（题号 52 ～ 62），主要了解医疗机构静配中心的监督指导机构（组织）和质控管理组织情况，以及质量监测工作开展情况。调查内容包括医院静配中心所在省（区、市）是否建立监督指导机构（组织）及其工作内容，静配中心是否建立内部质控管理组织及工作内容，静配中心洁净环境空气监测、物体表面监测、成品输液质量监测、全项指标监测的项目和监测周期。

### 52. 医院所在省、自治区、直辖市是否已建立负责监督指导静配中心工作的机构（组织）

（1）题目：医院所在省、自治区、直辖市是否已建立负责监督指导静配中心工作的机构（组织）（单选题）

□ 是　　　□ 否（跳转至 55 题）

（2）问卷回收情况：共收集 761 份问卷（表 100）

表 100　问卷回收情况

| 选项 | 问卷回收数量 | 比例 |
|---|---|---|
| 是 | 665 | 87.39% |
| 否 | 96 | 12.61% |

（3）问卷纳入标准：符合单选题答题规则，填写“是”或“否”选项。

（4）问卷排除标准：不符合单选题答题规则，未选择“是”或者“否”。

（5）问卷纳排结果：参与调研的761份问卷中，选项为“是”的问卷665份，选项为“否”的问卷96份，均视为有效问卷。本题有效问卷761份。无效问卷0份。

（6）问卷分析：本题有效问卷对应的761个静配中心中，有665个静配中心（占比87.39%）所在的省（区、市）建立了监督与指导静配中心工作的组织，有96个静配中心（占比12.61%）所在的省（区、市）未建立监督与指导静配中心工作的组织。

665个静配中心所在地均建立了监督指导机构（组织），涉及30个省（区、市）。其中甘肃、贵州、河北、湖南、吉林、宁夏、青海与天津8个省（区、市）均建立了静配中心监督指导机构（组织）；有96个静配中心所在地没有建立监督指导机构（组织）的，涉及22个省（区、市）61个地（县）级市，其中有41个地（县）级市所属的多个静配中心中，有的静配中心选择了“建立了监督指导机构（组织）”，而有的静配中心选择了“未建立监督指导机构（组织）”。

《指南》要求在“省级药事管理与药物治疗学委员会下设静脉用药集中调配管理专业组”，考虑到《指南》文件发布于2021年12月，本次问卷调研时间为2022年5月，仅相隔6个月。部分省（区、市）的静配中心监督指导机构（组织）可能正处于建立或筹备过程中，而有些省（区、市）则已经建立了静配中心监督指导机构（组织）。

## 53. 医院所在省、自治区、直辖市负责监督指导静配中心工作的机构（组织）类别

（1）题目：医院所在省、自治区、直辖市负责监督指导静配中心工作的机构（组织）为（单选并填空题）

□ 所在省、自治区、直辖市卫健委药学质控中心

□ 省级药事管理与药物治疗学委员会下设静脉用药集中调配管理专业组

□ 其他：__________________

（2）问卷回收情况：共收集665份问卷（表101）

表101　问卷回收情况

| 选项 | 问卷回收数量 | 比例 |
|---|---|---|
| 所在省、自治区、直辖市卫健委药学质控中心 | 304 | 45.72% |
| 省级药事管理与药物治疗学委员会下设静脉用药集中调配管理专业组 | 277 | 41.65% |
| 其他 | 84 | 12.63% |

（3）问卷纳入标准

①符合单选题答题规则，其他选项填写内容符合题意。

②本题与52题相关联，是在52题的有效问卷的基础上进一步回答本题内容，应当符合这一逻辑关系，且答案无误。

（4）问卷排除标准

①不符合单选题答题规则，其他选项填写内容不符合题意要求。

②未选择给出选项，在“其他”选项中也未填写信息。

③根据与本题相关联的 52 题答案，发现答案前后逻辑关系不一致，且答案存在错误。

（5）问卷纳排结果：665 份问卷中，有 2 份问卷在“其他”选项中填写的监督指导机构（组织）分别为医院质控办和药剂科质控小组，非所在省、自治区、直辖市的外部监督指导机构（组织），不符合本题要求，为错误答案，视为无效问卷。其余 663 份问卷为有效问卷。本题有效问卷 663 份。无效问卷 2 份。

（6）问卷分析：本题有效问卷对应的 663 个静配中心中，有 277 个静配中心（占比 41.78%）所在地的监督指导机构（组织）是在省、自治区、直辖市药事管理与药物治疗学委员会下设的静脉用药集中调配管理专业组。但此数据的真实性存疑，因为各省、自治区、直辖市药事管理与药物治疗学委员会下设静脉用药集中调配管理专业组，此监督指导机构（组织）为《指南》首次提出，文件公布之日距本次问卷调研开始也仅 6 个月时间，各省、自治区、直辖市能在《指南》发布半年内建立此机构的可能性不大；有 354 个静配中心（占比 53.39%）所在地的监督指导机构（组织）属于省、自治区、直辖市卫生健康行政部门及其领导下的医疗质量控制中心 [ 问卷中医疗质量控制中心的表述包括：304 个静配中心表述为省、自治区、直辖市卫健委药学质控中心，4 个静配中心为省、自治区、直辖市药事管理专业质量控制中心，44 个静配中心表述为省、自治区、直辖市静脉用药调配质量控制中心，2 个静配中心表述为省、自治区、直辖市医疗质量控制中心 ]；有 11 个静配中心所在地的监督指导机构（组织）隶属于省、自治区、直辖市卫健委医政处 / 药械处 / 卫生监督所；有 9 个静配中心所在地的监督指导机构（组织）隶属于省、自治区、直辖市药学会及其下设的静配中心专业组 / 分会；有 2 个静配中心所在地的监督指导机构（组织）隶属于省、自治区、直辖市药师协会下设的静配中心委员会 / 专业学组；有 3 个静配中心所在地的监督指导机构（组织）隶属于省、自治区、直辖市预防医学会 / 医学会及其下设的静配中心专业组 / 分会；有 1 个静配中心所在地的监督指导机构（组织）属于省、自治区、直辖市医院管理协会药事管理专业委员会下设的静配中心专业组；有 6 个静配中心所在地不知道所在省、自治区、直辖市的监督指导机构（组织）情况，见表 102。

**表 102 静配中心监督指导机构（组织）隶属情况**

| 序号 | 监督指导组织机构隶属 | PIVAS 数 | 占比 % =PIVAS 数 /663（PIVAS 总数） |
|---|---|---|---|
| 1 | 省级药事管理与药物治疗学委员会下设静脉用药集中调配管理专业组 | 277 | 41.78% |
| 2 | 所在省、自治区、直辖市卫健委药学质控中心 | 304 | 45.85% |
| 3 | 省、自治区、直辖市医疗质量控制中心 | 2 | 0.30% |
| 4 | 省、自治区、直辖市药事管理专业质量控制中心 | 4 | 0.60% |
| 5 | 省、自治区、直辖市静脉用药调配质量控制中心 | 44 | 6.64% |

续表

| 序号 | 监督指导组织机构隶属 | PIVAS 数 | 占比 % =PIWAS 数 /663（PIVAS 总数） |
|---|---|---|---|
| 6 | 省、自治区、直辖市卫健委医政处 / 药械处 / 卫生监督所 | 11 | 1.66% |
| 7 | 省、自治区、直辖市药学会及其下设的 PIVAS 专业组 / 分会 | 9 | 1.36% |
| 8 | 省、自治区、直辖市药师协会下设的 PIVAS 委员会 / 专业学组 | 2 | 0.30% |
| 9 | 省、自治区、直辖市预防医学会 / 医学会及其下设的 PIVAS 专业组 / 分会 | 3 | 0.45% |
| 10 | 省、自治区、直辖市医院管理协会药事管理专业委员会下设 PIVAS 专业组 | 1 | 0.15% |
| 11 | 不清楚 / 不知道 / 无 /0 | 6 | 0.91% |
|  | 本题有效问卷 | 663 |  |

## 54. 医院所在省、自治区、直辖市静配中心监督指导机构（组织）工作内容

(1) 题目：医院所在省、自治区、直辖市静配中心监督指导机构（组织）工作内容（多选题或填空题）

□ 筹建期选址评估　　□ 建设前设计图纸审核

□ 建设中技术指导　　□ 运行前各项技术评估

□ 运行期间督导检查　　□ 其他：______________

(2) 问卷回收情况：共收集 665 份问卷（表 103）

表 103　问卷回收情况

| 选项 | 问卷回收数量 | 比例 |
|---|---|---|
| 筹建期选址评估 | 548 | 82.41% |
| 建设前设计图纸审核 | 591 | 88.87% |
| 建设中技术指导 | 566 | 85.11% |
| 运行前各项技术评估 | 577 | 86.77% |
| 运行期间督导检查 | 617 | 92.78% |
| 其他： | 20 | 3.01% |

(3) 问卷纳入标准

①符合多选题答题规则。其他选项中填写的内容符合题意要求。

②本题与 52 题相关联，是在 52 题有效问卷的基础上进一步回答本题内容，应当符合这一逻辑关系，故本题的有效问卷数量应小于或等于 52 题有效问卷的数量（665 份），且答案无误。

（4）问卷排除标准

①不符合多选题答题规则。其他选项中填写的内容不符合题意要求。

②本题与 52 题相关联，是在 52 题的有效问卷的基础上进一步回答本题内容，不符合这一逻辑关系的情况。

（5）问卷纳排结果：本题有效问卷 665 份，与 52 题相一致。无效问卷 0 份。

（6）问卷分析：本题有效问卷对应的 665 个静配中心中所在地设立的省（区、市）有监督指导机构（组织），具有筹建期选址评估职能的占 82.41%；具有设计图纸审核职能的占 88.87%；具有运行前各项技术评估职能的占 86.77%；具有建设中技术指导职能的占 85.11%；具有验收检查和教育培训职能的占 3.01%；具有对静配中心运行督导检查职能的占 92.78%。

本题有效问卷对应的 665 个静配中心中，有 502 个静配中心（占比 75.49%）所在地设立的省、自治区、直辖市监督指导机构（组织）具有全部 5 项工作内容职能，涉及 29 个省、自治区、直辖市（除福建省外）；有 41 个静配中心（占比 6.17%）所在地设立的省、自治区、直辖市监督指导机构（组织）具有其中 4 项工作内容职能；有 40 个静配中心（占比 6.01%）所在地设立的省、自治区、直辖市监督指导机构（组织）具其中有 3 项工作内容职能；有 32 个静配中心（占比 4.81%）所在地设立的省、自治区、直辖市监督指导机构（组织）具其中有 2 项工作内容职能；有 41 个静配中心（占比 6.17%）所在地设立的省、自治区、直辖市监督指导机构（组织）具其中有 1 项工作内容职能；有 6 个静配中心（占比 0.90%）所在地设立的省、自治区、直辖市监督指导机构（组织）没有明确工作内容职能；有 3 个静配中心（占比 0.45%）所在地设立的省、自治区、直辖市监督指导机构（组织）工作内容职能只有验收检查。见表 104。

表 104　省、自治区、直辖市监督指导机构（组织）工作内容职能选择情况

| 省、自治区、直辖市监督指导机构（组织）工作内容职能选择数量 | PIVAS 数 | 占比 % =PIVAS 数 /665（PIVAS 总数） |
|---|---|---|
| 全部 5 项工作内容职能 | 502 | 75.49% |
| 4 项工作内容职能 | 41 | 6.17% |
| 3 项工作内容职能 | 40 | 6.01% |
| 2 项工作内容职能 | 32 | 4.81% |
| 1 项工作内容职能 | 41 | 6.17% |
| 未明确工作内容职能 | 6 | 0.90% |
| 仅验收检查 | 3 | 0.45% |
| 本题有效问卷对应的静配中心数量 | 665 | |

## 55. 静配中心执业审批情况

（1）题目：静配中心是否需要取得所在省、自治区、直辖市卫健委（或相关授权的组织机构）颁发的静脉用药集中调配合格单位资格证书，才可以开展此项业务工作（单选题并填空题）

□是。取得时间____年____月　　　　□否

（2）问卷回收情况：共收集 761 份问卷（表 105）

表 105　问卷回收情况

| 选项 | 问卷回收数量 | 比例 |
| --- | --- | --- |
| 是。取得时间（年 / 月） | 474 | 62.29% |
| 否 | 287 | 37.71% |

（3）问卷纳入标准：符合单选题答题规则，填写“是”或“否”。

（4）问卷排除标准：不符合单选题答题规则，未选择“是”或者“否”。

（5）问卷纳排结果：在参与调研的 761 份问卷中筛选。选项为“是”的问卷 474 份，选项为“否”的问卷 287 份，均为有效问卷。本题有效问卷 761 份，无效问卷 0 份。

（6）问卷分析：本题有效问卷对应的 761 个静配中心中，有 474 个静配中心（占比 62.29%）开展静脉用药集中调配业务工作之前，需要取得静脉用药集中调配合格单位资格证书（以下简称证书），其所在省、自治区、直辖市情况见图 34；有 287 个静配中心（占比 37.71%）开展静脉用药集中调配业务工作之前，不需要取得资格证书，其所在省、自治区、直辖市情况见图 35。

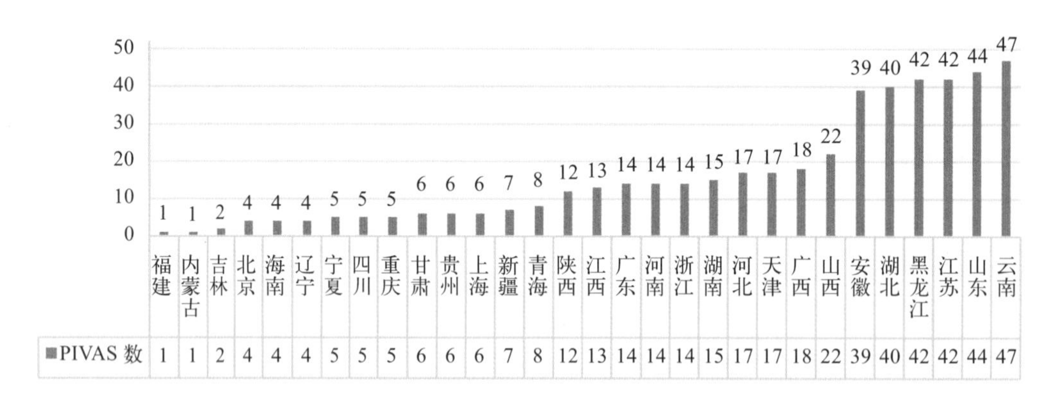


图 34　474 个 PIVAS 开业需要取得证书的省份情况

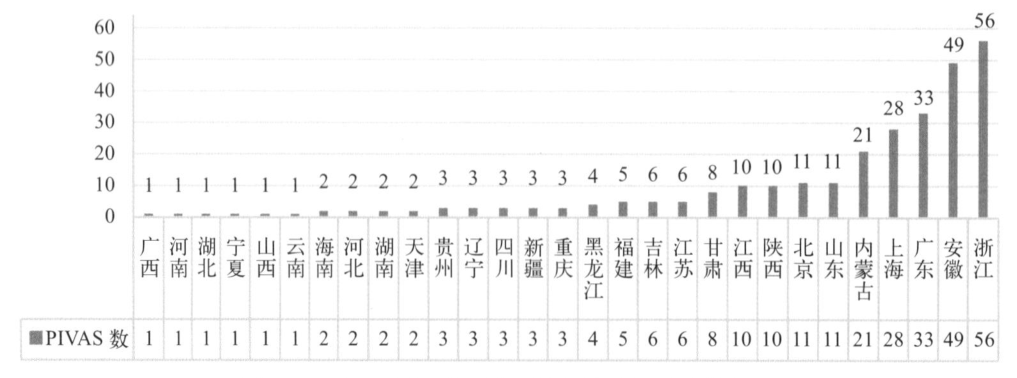


图 35　287 个 PIVAS 开业不需要取得证书省份情况

在 474 个取得资格证书的静配中心中，有 448 个静配中心填写了资格证书取得的时间，取得资格证书时间从 2000 年到 2022 年（图 36），其中 2017 年有 60 个静配中心取得了资格证书，数量最多，其次是 2020 年和 2021 年分别有 51 个静配中心取得了资格证书。取得证书开业的静配中心多集中在 2017—2021 年。

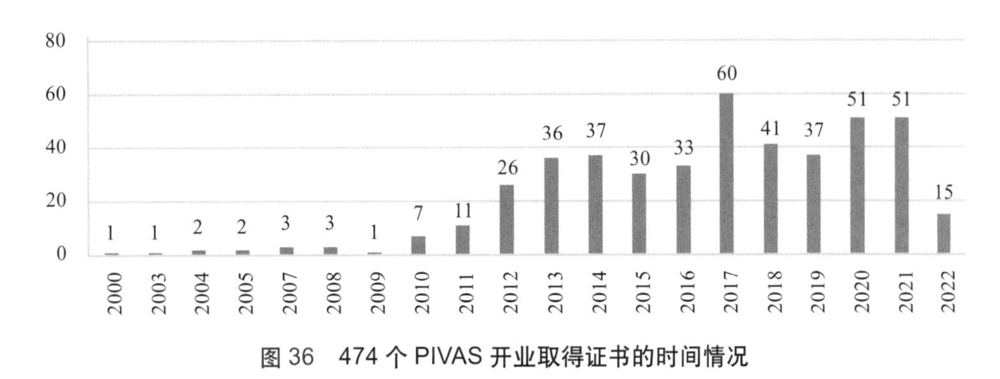


图 36　474 个 PIVAS 开业取得证书的时间情况

有 287 个静配中心（占比 37.71%）开展静脉用药集中调配业务工作之前，不需要取得资格证书。原因可能是：一是开业未经过省（区、市）卫健委或相关委托授权机构的审核、验收、批准；二是经过相关机构验收和审批，但未颁发资格证书，是以发布公文形式批准。

## 56. 静配中心收费审批情况

（1）题目：静配中心是否需要取得所在省、自治区、直辖市卫健委（或相关授权的组织机构）颁发的静脉用药集中调配合格证书，才可以收费？（单选题）（备注：未开展收费的省、自治区、直辖市可不填此题。）

□是　　　□否

（2）问卷回收情况：共收集 761 份问卷（表 106）

表 106　问卷回收情况

| 选项 | 问卷回收数量 | 比例 |
|---|---|---|
| 是 | 430 | 56.5% |
| 否 | 142 | 18.66% |
| （空） | 189 | 24.84% |

（3）问卷纳入标准：符合单选题答题规则，填写“是”或“否”。

（4）问卷排除标准：不符合单选题答题规则，未选择“是”或者“否”。

（5）问卷纳排结果：参与调研的 761 份问卷中，选项为“是”的问卷 430 份，选项为“否”的问卷 142 份，均视为有效问卷。未作答问卷 189 份，视为无效问卷。

本题有效问卷 572 份。无效问卷 189 份。

（6）问卷分析：本题有效问卷对应的 572 个静配中心中，有 430 个静配中心（占比 75.17%）需要取得所在省、自治区、直辖市卫健委（或相关授权的组织机构）颁发的静脉用药集中调配资格证书（以下简称“证书”）以后方可收费；有 142 个静配中心（占比 24.83%）不需要取得相关证书就可以收费。见表 107。

表 107　是否取得资格证书方可收费情况

| 是否取得资格证书方可收费情况 | PIVAS 数 | 占比 /572 |
| --- | --- | --- |
| 需要取得资格证书方可收费 | 430 | 75.17% |
| 不需要取得资格证书方可收费 | 142 | 24.83% |

静配中心收费是否需要取得卫健委或相关机构颁发的证书，在国家层面没有制度或法规明文规定。包含各省、自治区、直辖市对静配中心收费审批的准入管理形式和管理办法并不统一，对医疗机构服务收费项目的审批，涉及国家卫健委、国家发改委物价局、人社部医保局。

## 57. 静配中心是否建立内部质控小组

（1）题目：静配中心是否建立内部质控小组（单选题）

☐ 是。成员职务 / 职称：______/______.______/______.______/______（多项填空题）

☐ 否

（2）问卷回收情况：共收集 761 份问卷（表 108）

表 108　问卷回收情况

| 选项 | 问卷回收数量 | 比例 |
| --- | --- | --- |
| 是。成员职务 / 职称： | 714 | 93.82% |
| 否 | 47 | 6.18% |

（3）问卷纳入标准：符合单选题答题规则，填写“是”或者“否”。

（4）问卷排除标准：不符合单选题答题规则，未选择“是”或者“否”。

（5）问卷纳排结果：在参与调研的 761 份问卷中，选项为“是”的问卷 714 份，选项为“否”的问卷 47 份，均为有效问卷。

本题有效问卷 761 份。无效问卷 0 份。

（6）问卷分析：本题与有效问卷对应的 761 个静配中心中，有 714 个静配中心（占比 93.82%）建立了内部质控组织，有 47 个静配中心（占比 6.18%）没有建立内部质控组织。在 714 个建立了内部质控组织的静配中心中，有 86 个静配中心（占比 12.04%）内部质控组织成员中包含有主任药师；有 252 个静配中心（占比 35.29%）内部质控组织成员中包含副主任药师；有 659 个静配中心（占比 92.30%）的内部质控组织成员中包含有主管药师；有 407 个静配中心（占比 57%）内部质控组织成员中包含有药师；有 13 个静配中心（占比 1.82%）内部质控组织成员中包含有主任护师；有 69 个静配中心（占比 9.66%）的内部质控组织成员中包括副主任护师；有 197 个静配中心（占比 27.59%）的内部质控组织成员中包括主管护师；有 261 个静配中心（占比 36.55%）的内部质控组织成员中包括护师，见表 109。

表 109 PIVAS 内部质控小组成员职称情况

| 质控小组成员职称 | 有效问卷对应的 PIVAS 数 | 占比 % =PIVAS 数 /714（PIVAS 总数） |
| --- | --- | --- |
| 主任药师 | 86 | 12.04% |
| 副主任药师 | 252 | 35.29% |
| 主管药师 | 659 | 92.30% |
| 药师 | 407 | 57% |
| 主任护师 | 13 | 1.82% |
| 副主任护师 | 69 | 9.66% |
| 主管护师 | 197 | 27.59% |
| 护师 | 261 | 36.55% |
| 本题有效问卷 | 714 | |

## 58. 静配中心日常质控工作内容

（1）题目：静配中心日常质控工作内容包括（多选题并填空题）

□ 药品质量 □ 耗材质量 □ 成品输液质量

□ 环境质量 □ 仪器设备质量

□ 其他，__________.__________.__________.__________

（2）问卷回收情况：共收集 761 份问卷（表 110）

表 110 问卷回收情况

| 选项 | 问卷回收数量 | 比例 |
| --- | --- | --- |
| 药品质量 | 748 | 98.29% |
| 耗材质量 | 719 | 94.48% |
| 成品输液质量 | 751 | 98.69% |
| 环境质量 | 745 | 97.9% |
| 仪器设备质量 | 725 | 95.27% |
| 其他 | 193 | 25.36% |

（3）问卷纳入标准：符合多选题答题规则，在其他选项中填写的内容符合题意要求。

（4）问卷排除标准

①不符合多选题答题规则。未作答。

②在其他选项中填写的内容不符合题意要求。

（5）问卷纳排结果：在参与调研的 761 份问卷中筛选。有 8 份问卷填写了静配中心待建或建设中、未开展工作或未启用，视为无效问卷。其余 753 份问卷为有效问卷。

本题有效问卷 753 份。无效问卷 8 份。

（6）问卷分析：静配中心内部质控工作内容 5 个选项分别是药品质量、耗材质量、成品输液质量、环境质量、仪器设备质量。

本题有效问卷对应的 753 个静配中心中，有 748 个静配中心（占比 99.34%）日常质控工作内容包括药品质量；有 719 个静配中心（占比 95.48%）日常质控工作内容包括耗材质量；有 751 个静配中心（占比 99.73%）日常质控工作内容工作包括成品输液质量；有 745 个静配中心（占比 98.94%）日常质控工作内容包括环境质量；有 725 个静配中心（占比 96.28%）日常质控工作内容包括仪器设备质量；有 193 个静配中心（占比 25.63%）日常质控工作内容包括其他选项（如院感质量、持续改进措施、调配质量、信息系统、贴签摆药核对、医嘱审核质量、合理用药管理、工作流程管理、差错管理、人员培训管理等），见表 111。

表 111　PIVAS 日常质控工作内容情况

| 日常质控工作内容 | 有效问卷对应的 PIVAS 数 | 占比 % =PIVAS 数 /753（PIVAS 总数） |
|---|---|---|
| 药品质量 | 748 | 99.34% |
| 耗材质量 | 719 | 95.48% |
| 成品输液质量 | 751 | 99.73% |
| 环境质量 | 745 | 98.94% |
| 仪器设备质量 | 725 | 96.28% |
| 其他 | 193 | 25.63% |

## 59. 静配中心考量成品输液质量的指标内容

（1）题目：静配中心考量成品输液质量的指标包括（多选题并填空题）

□ 外观性状　□ 渗漏检查　□ 澄明度检查

□ 药液剩余量　□ 药物配伍　□ 无菌检测

□ 含量检测　□ 药品剂量　□ 药品与标签相符

□ 其他，________.________.________.________

（2）问卷回收情况：共收集 761 份卷（表 112）

表 112　问卷回收情况

| 选项 | 问卷回收数量 | 比例 |
|---|---|---|
| 外观性状 | 753 | 98.95% |
| 渗漏检查 | 751 | 98.69% |
| 澄明度检查 | 740 | 97.24% |
| 药液剩余量 | 710 | 93.3% |
| 药物配伍 | 709 | 93.17% |
| 无菌检测 | 207 | 27.2% |
| 含量检测 | 129 | 16.95% |
| 药品剂量 | 617 | 81.08% |
| 药品与标签相符 | 737 | 96.85% |
| 其他 | 32 | 4.2% |

（3）问卷纳入标准：符合多选题答题规则并正确填选内容，在其他选项中填写的内容应符合题意要求。

（4）问卷排除标准

①不符合多选题答题规则。

②未正确填选内容，在其他选项中填写的内容不符合题意要求。

（5）问卷纳排结果：在参与调研的761份问卷中筛选，有7份问卷填写待建或建设中、未开展工作或未启用，0、暂无、无等，视为无效问卷。其余754份为有效问卷。本题有效问卷754份，无效问卷7份。

（6）问卷分析：本题有效问卷对应的754个静配中心中，有753个静配中心（占比99.87%）成品输液质量考量指标中包含外观性状指标；有751个静配中心（占比99.60%）成品输液质量考量指标中包含渗漏检查指标；有740个静配中心（占比98.14%）成品输液质量考量指标中包含澄明度检查指标；有710个静配中心（占比94.16%）成品输液质量考量指标中包含药液剩余量指标；有709个静配中心（占比94.03%）成品输液质量考量指标中包含外药物配伍指标；有207个静配中心（占比27.45%）成品输液质量考量指标中包含无菌检测指标；有129个静配中心（占比17.11%）成品输液质量考量指标中包含含量检测指标；有617个静配中心（占比81.83%）成品输液质量考量指标中包含药品剂量指标；有737个静配中心（占比97.75%）成品输液质量考量指标中包含药品与标签相符指标；有32个静配中心（占比4.24%）成品输液质量考量指标中包含其他选项指标（包括肠外营养pH值检测、各岗位人员签章、高危药双签、不足量单签、标签完整清晰度、胶塞和异物等），见表113。

表113 PIVAS对成品输液质量考量指标情况

| 成品输液质量考量指标 | 有效问卷对应的PIVAS数 | 占比（PIVAS数/754 PIVAS总数） |
|---|---|---|
| 外观性状 | 753 | 99.87% |
| 渗漏检查 | 751 | 99.60% |
| 澄明度检查 | 740 | 98.14% |
| 药液剩余量 | 710 | 94.16% |
| 药物配伍 | 709 | 94.03% |
| 无菌检测 | 207 | 27.45% |
| 含量检测 | 129 | 17.11% |
| 药品剂量 | 617 | 81.83% |
| 药品与标签相符 | 737 | 97.75% |
| 其他 | 32 | 4.24% |

## 60. 静配中心日常洁净环境空气监测项目及周期

（1）题目：静配中心日常洁净环境空气监测项目及周期（多选并填空题）

□沉降菌　　监测周期＿＿＿＿＿

□ 浮游菌　　监测周期__________

□ 尘埃粒子　监测周期__________

□ 其他______　监测周期__________

（2）问卷回收情况：共收集 761 份问卷（表 114）

表 114　问卷回收情况

| 选项 | 问卷回收数量 | 比例 |
|---|---|---|
| 沉降菌监测周期 | 740 | 97.24% |
| 浮游菌监测周期 | 354 | 46.52% |
| 尘埃粒子监测周期 | 558 | 73.32% |
| 其他______　监测周期 | 65 | 8.54% |

（3）问卷纳入标准

①符合多选题答题规则。

②正确填写周期数据，答案符合本题意要求。

（4）问卷排除标准

①不符合多选题答题规则。

②答案不符合本题意要求，不能判别是周期数据，填写有误。

（5）问卷纳排结果：在参与调研的 761 份问卷中，有 740 份问卷填写了沉降菌监测项目和监测周期数据，有 354 份问卷填写了浮游菌监测项目和监测周期数据，有 558 份问卷填写了尘埃粒子监测项目和监测周期数据，有 65 份问卷填写了其他监测项目，有 18 份问卷填写答案为待建或建设中、未开展工作或未启用、暂无、无、0、待定等无效数据，视为无效问卷，其余 47 份问卷填写了其他监测项目。

沉降菌监测项目调研：有效问卷 740 份。无效问卷 21 份。

浮游菌监测项目调研：有效问卷 354 份。无效问卷 403 份。

尘埃粒子监测项目调研：有效问卷 558 份。无效问卷 203 份。

其他空气监测项目调研：有效问卷 47 份。无效问卷 714 份。

（6）问卷分析

1）沉降菌监测：该监测项目有效问卷对应的 740 个静配中心开展了沉降菌监测项目。其中 26 个静配中心监测周期为每周 1 次，7 个静配中心监测周期为每 2 ～ 3 周 1 次，569 个静配中心监测周期为每月 1 次，2 个静配中心监测周期为每 2 个月 1 次，121 个静配中心监测周期为每季度 1 次，9 个静配中心监测周期为每年 1 次，6 个静配中心监测周期为不定期。

2）浮游菌监测：该监测项目有效问卷对应的 354 个静配中心有 148 个静配中心监测周期为每年 1 次，有 139 个静配中心监测周期为每月 1 次，47 个静配中心监测周期为每季度 1 次，7 个静配中心监测周期为每周 1 次，6 个静配中心监测周期为每半年 1 次，4 个静配中心监测周期为每 2 ～ 3 周 1 次，1 个静配中心监测周期为每 2 年 1 次，有 1 个静配中心为不定期监测，还有 1 个静配中心采用电子设备自动监测。

3）尘埃粒子监测：该监测项目有效问卷对应的558个静配中心，有354个静配中心监测周期为每年1次，有96个静配中心监测周期为每月1次，61个静配中心监测周期为每季度1次，32个静配中心监测周期为每半年1次，有3个静配中心监测周期为每周一次，有3个静配中心监测周期为不定期，有3个静配中心监测周期为电子设备实时监测，有3个静配中心监测周期为每2年1次，2个静配中心监测周期为每2～3周1次，有1个静配中心监测中心为每3年1次，见表115。

表115 日常洁净环境空气监测项目及周期情况

| 监测项目 | PIVAS数 | 监测周期类型对应的PIVAS数 | | | | | | | | | | |
|---|---|---|---|---|---|---|---|---|---|---|---|---|
| | | 每周 | 每2～3周 | 每月 | 每2个月 | 每季度 | 每半年 | 每年 | 不定期 | 电子实时监测 | 每2年 | 每3年 |
| 沉降菌 | 740 | 26 | 7 | 569 | 2 | 121 | 0 | 9 | 6 | 0 | 0 | 0 |
| 浮游菌 | 354 | 7 | 4 | 139 | 0 | 47 | 6 | 148 | 1 | 1 | 1 | 0 |
| 尘埃粒子 | 558 | 3 | 2 | 96 | 0 | 61 | 32 | 354 | 3 | 3 | 3 | 1 |

4）其他空气监测：在其他选项中有55份问卷还填写了空气检测项目，包括空气培养每月1次，温湿度，静压差、风速风量、噪声、照度每天或每月检测，其他如手卫生、消毒液、空调过滤网等。

根据《指南》要求，静配中心应定期对洁净区不同洁净级别区域进行空气和物体表面监测，以评估该区域环境质量状况。空气监测是连续测定不同洁净级别区域空气中微生物和尘埃粒子数量，评估空气质量，以保证洁净的环境状况。空气中微生物监测主要采用沉降菌监测法，空气中沉降菌至少每3个月检测1次。空气中尘埃粒子监测，采用计数浓度法监测洁净区悬浮粒子，即通过测定洁净区内单位体积空气中含大于或等于某粒径的悬浮粒子数，以评定洁净区的洁净度，尘埃离子至少每年检测1次。按照上述《指南》规定，统计监测频率合格与否的结果如下。

①沉降菌监测项目：有26个静配中心（占比3.51%）每周监测一次，监测频率符合《指南》要求；有7个静配中心（占比0.95%）每2～3周监测1次，监测频率符合《指南》要求；有569个静配中心（占比76.89%）每月监测1次，监测频率符合《指南》要求；有2个静配中心（占比0.27%）每2个月监测1次，监测频率符合《指南》要求；有121个静配中心（占比16.35%）每季度监测1次，监测频率符合《指南》要求；以上共有725个静配中心监测周期符合要求。

有9个静配中心（占比1.22%）每年监测1次，监测频率过低，不符合《指南》要求；有6个静配中心（占比0.81%）不定期监测，不符合《指南》要求。以上共有15个静配中心监测周期不符合要求。

②浮游菌监测项目：有354个（46.52%）静配中心开展了该项目监测，虽然《指南》中未规定“浮游菌监测”，但根据微生物污染控制的一般原则，以及静配中心作为医疗机构中高度洁净的区域，其环境监测中必然包括对空气中微生物的监测，而浮游菌监测正是

评估空气中微生物污染情况的重要手段之一，因此，在实际操作中，静配中心应参照指南的总体要求，结合具体情况制订详细的监测周期。

③尘埃粒子监测项目：有 558 个（73.32%）静配中心开展了该项目监测，有 3 个静配中心（占比 0.54%）每周监测 1 次，监测频率符合《指南》要求；有 2 个静配中心（占比 0.36%）每 2 ～ 3 周监测 1 次，监测频率符合《指南》要求；有 96 个静配中心（占比 17.14%）每月监测 1 次，监测频率符合《指南》要求；有 61 个静配中心（占比 10.89%）每季度监测 1 次，监测频率符合《指南》要求；有 32 个静配中心（占比 5.71%）每半年监测 1 次，监测频率符合《指南》要求；有 354 个静配中心（占比 63.21%）每年监测 1 次，监测频率符合《指南》要求；有 3 个静配中心（占比 0.54%）电子实时监测，监测频率符合《指南》要求；有 3 个静配中心（占比 0.54%）不定期监测，监测频率不符合《指南》要求；有 3 个静配中心（占比 0.54%）每 2 年监测一次，监测频率不符合《指南》要求；有 1 个静配中心（占比 0.18%）每 3 年监测 1 次，监测频率不符合《指南》要求；以上共有 7 个静配中心监测周期不符合要求。

## 61. 静配中心日常洁净环境物体表面监测项目及周期

（1）题目：静配中心日常洁净环境物体表面监测项目及周期（多选并填空题）

□ 水平层流台　监测周期__________

□ 生物安全柜　监测周期__________

□ 洗衣机　　　监测周期__________

□ 其他______　监测周期__________

（2）问卷回收情况：共收集 761 份问卷（表 116）

表 116　问卷回收情况

| 选项 | 问卷回收数量 | 比例 |
|---|---|---|
| 水平层流台监测周期 | 729 | 95.80% |
| 生物安全柜监测周期 | 738 | 96.98% |
| 洗衣机监测周期 | 246 | 32.33% |
| 其他监测项目及监测周期 | 157 | 20.63% |

（3）问卷纳入标准

①符合多选题答题规则。

②正确填写周期数据，答案符合本题意要求。

（4）问卷排除标准

①不符合多选题答题规则。

②答案不符合本题意要求，不能判别是周期数据，填写有误。

（5）问卷纳排结果：参与调研的 761 份问卷中，有 729 份问卷填写了水平层流台监测项目和周期数据；有 738 份问卷填写了生物安全柜监测项目和周期数据；有 246 份问卷填写了洗衣机监测项目和周期数据；有 157 份问卷填写了其他监测项目，上述均为有效问卷。

水平层流台监测项目调研：有效问卷 729 份。无效问卷 32 份。

生物安全柜监测项目调研：有效问卷 738 份。无效问卷 23 份。

洗衣机监测项目调研：有效问卷 246 份。无效问卷 515 份。

其他空气监测项目调研：有效问卷 157 份。无效问卷 604 份。

（6）问卷分析

1）水平层流台监测项目：有 729 个静配中心开展了水平层流台监测项目，其中，464 个静配中心监测周期为每月 1 次，170 个静配中心监测周期为每季度 1 次，38 个静配中心监测周期为每周 1 次，34 个静配中心监测周期为每年 1 次，7 个静配中心无监测周期，4 个静配中心监测周期为每日 1 次，4 个静配中心监测周期为每 2 ～ 3 周 1 次，4 个静配中心监测周期为每半年 1 次，4 个静配中心监测周期为每 2 个月 1 次。

2）生物安全柜监测项目：有 738 个静配中心开展了生物安全柜监测项目。其中，484 个静配中心监测周期为每月 1 次，172 个静配中心监测周期为每季度 1 次，有 36 个静配中心监测周期为每年 1 次，26 个静配中心监测周期为每周 1 次，8 个静配中心监测周期为每日 1 次，4 个静配中心监测周期为每 2 ～ 3 周 1 次，3 个静配中心监测周期为每半年 1 次，2 个静配中心监测周期为每 2 个月 1 次，3 个静配中心无监测周期。

洗衣机监测项目：有 246 个静配中心开展了洗衣机监测项目。其中，129 个静配中心监测周期为每月监测 1 次，69 个静配中心监测周期为每季度 1 次，8 个静配中心监测周期为每周 1 次，7 个静配中心监测周期为每年 1 次，7 个静配中心监测周期为每日 1 次，5 个静配中心监测周期为不定期，13 个静配中心为无监测周期，1 个静配中心监测周期为每 2 ～ 3 周 1 次。见表 117。

**表 117　PIVAS 物体表面监测项目及监测周期情况**

| 监测项目 | PIVAS数 | 监测周期类型对应的 PIVAS 数 | | | | | | | | | |
|---|---|---|---|---|---|---|---|---|---|---|---|
| | | 每日 | 每周 | 每 2 ～ 3 周 | 每月 | 每 2 个月 | 每季度 | 每半年 | 每年 | 不定期 | 无 / 其他 / 待定 |
| 水平层流台 | 729 | 4 | 38 | 4 | 464 | 4 | 170 | 4 | 34 | 0 | 7 |
| 生物安全柜 | 738 | 8 | 26 | 4 | 484 | 2 | 172 | 3 | 36 | 0 | 3 |
| 洗衣机 | 246 | 7 | 8 | 1 | 129 | 0 | 69 | 7 | 7 | 5 | 13 |

《指南》要求静配中心日常洁净环境物体表面监测是为控制污染风险，评估洁净区物品洁净度质量状况，应每 3 个月对水平层流洁净台、生物安全柜等物体表面进行一次微生物检测。按照上述《指南》规定，统计监测频率合格与否结果如下。

①水平层流台监测项目：有 4 个静配中心（占比 0.55%）每日监测 1 次，监测频率符合《指南》要求；有 38 个静配中心（占比 5.21%）每周监测 1 次，监测频率符合《指南》要求；有 4 个静配中心（占比 0.55%）每 2 ～ 3 周监测 1 次，监测频率符合《指南》要求；有 464 个静配中心（占比 63.65%）每月监测 1 次，监测频率符合《指南》要求；有 4 个静配中心（占比 0.55%）每 2 个月监测 1 次，监测频率符合《指南》要求；有 170 个静配中

心（占比 23.32%）每季度监测 1 次，监测频率符合《指南》要求。

有 4 个静配中心（占比 0.55%）每半年监测 1 次，监测频率不符合《指南》要求；有 34 个静配中心（占比 4.66%）每年监测 1 次，监测频率不符合《指南》要求；以上共有 38 个静配中心监测周期不符合要求。

②生物安全柜监测项目：有 8 个静配中心（占比 1.08%）每日监测 1 次，监测频率符合《指南》要求；有 26 个静配中心（占比 3.52%）每周监测 1 次，监测频率符合《指南》要求；有 4 个静配中心（占比 0.54%）每 2 ～ 3 周监测 1 次，监测频率符合《指南》要求；有 484 个静配中心（占比 65.58%）每月监测 1 次，监测频率符合《指南》要求；有 2 个静配中心（占比 0.27%）每 2 个月监测 1 次，监测频率符合《指南》要求；有 172 个静配中心（占比 23.31%）每季度监测 1 次，监测频率符合《指南》要求。

有 3 个静配中心（占比 0.41%）每半年监测 1 次，监测频率不符合《指南》要求；有 36 个静配中心（占比 4.88%）每年监测 1 次，监测频率不符合《指南》要求；以上共有 39 个静配中心监测周期不符合要求。

其他物体表面监测项目：有 157 个静配中心还填写了其他物体表面监测项目和监测周期。其中，有 48 个静配中心开展了手卫生监测项目，监测周期为每月、每季度、每 2 年 1 次及不定期进行。有 41 个静配中心开展了监测、门把手监测项目，监测周期为每月、每季度 1 次及不定期进行；有 31 个静配中心开展了各类推车监测项目，监测周期为每月或每季度 1 次；有 19 个静配中心开展了摆药筐监测，监测周期为每月或每季度 1 次及不定期进行；有 20 个静配中心开展了传递窗监测项目，监测周期为每月或每季度 1 次及不定期进行；有 10 个静配中心开展了洁净服监测项目，监测周期为每月或每季度 1 次及不定期进行；有 5 个静配中心开展了送药箱监测项目，监测周期为每月 1 次；有 5 个静配中心开展了消毒液监测项目，监测周期为每月 1 次及不定期进行；此外还有填写水龙头、净化间抹布、座椅、剪刀、电脑、墙壁、地面、回风口滤网等洁净区内的设施、设备物品等物体表面监测项目。见表 118。

**表 118　其他物体表面监测项目及周期**

| 监测项目 | PIVAS 数 | 监测周期类型对应的 PIVAS 数 | | | |
|---|---|---|---|---|---|
| | | 每月监测 | 每季度 | 每年 2 次 | 不定期 |
| 手卫生 | 48 | 23 | 19 | 1 | 5 |
| 门把手 | 41 | 21 | 17 | | 3 |
| 各类推车 | 31 | 21 | 10 | | |
| 传递窗 | 20 | 14 | 4 | | 2 |
| 摆药筐 | 19 | 10 | 5 | | 4 |
| 洁净服 | 10 | 4 | 4 | | 2 |
| 送药箱 | 5 | 5 | | | |
| 消毒液 | 5 | 4 | | | 1 |

## 62. 静配中心是否定期进行洁净环境全项指标监测

（1）题目：静配中心是否定期进行洁净环境全项指标监测（单选题并填空题）

备注：洁净环境全项指标包括高效过滤器完整性检测、风量 / 换气次数检测、压差检测、尘埃粒子 / 洁净度检测、温 / 湿度检测、自净时间检测、气流流型检测、微生物检测、噪声检测、照度检测。

□ 是　　监测周期____________；监测单位：______________。

□ 否

□ 其他__________

（2）问卷回收情况：共收集 761 份问卷（表 119）

表 119　问卷回收情况

| 选项 | 问卷回收数量 | 比例 |
|---|---|---|
| 是　监测周期及监测单位 | 680 | 89.36% |
| 否 | 58 | 7.62% |
| 其他 | 23 | 3.02% |

（3）问卷纳入标准

①符合单选题答题规则，填写“是”“否”或“其他”选项。

②正确填写周期数据，答案符合本题意要求。

（4）问卷排除标准：答案不符合本题意要求，不能判别是周期数据，填写有误。

（5）问卷纳排结果：在 761 份回收的问卷中，在选项为“是”的问卷 680 份，选项为“否”的 58 问卷份，选项为“其他”的问卷 23 份。

在选项为“是”的 680 份问卷中，有 419 份问卷填写了监测周期和监测单位数据；有 141 份问卷仅填写了监测周期，没有监测单位数据；有 101 份问卷仅填写了监测单位，没有填写监测周期数据；有 19 份问卷答案不符合题意要求，视为无效问卷。故选项为“是”的 680 份问卷中，有效问卷为 661 份。

本题有效问卷包括选项为“是”的问卷 661 份，选项为“否”的问卷 58 份，选项为“其他”的问卷 23 份之和，共计 742 份；无效问卷 19 份。

（6）问卷分析：洁净环境全项指标监测周期统计结果：有 661 个静配中心定期进行洁净环境全项指标监测。其中，有 455 个静配中心（占比 68.84%）监测周期为每年 1 次；有 45 个静配中心（占比 6.81%）监测周期为每月 1 次；有 22 个（占比 3.33%）静配中心监测周期为每季度 1 次；有 22 个（占比 3.33%）静配中心监测周期为每半年 1 次；有 7 个（占比 1.06%）静配中心监测周期为每 2 年 1 次；有 3 个（占比 68.84%）静配中心监测周期为每周 1 次；有 3 个（占比 0.45%）静配中心监测周期为每 3 年 1 次；有 2 个（占比 0.3%）静配中心监测周期为每年 1 ～ 2 次；有 1 个（占比 0.15%）静配中心监测周期为每 5 年 1 次；有 101 个（占比 15.28%）静配中心填写了监测机构，但没有填写监测周期。见表 120。

表 120 静配中心全项指标监测周期情况

| 项目 | PIVAS数 | 监测周期类型对应的 PIVAS 数 | | | | | | | | | |
|---|---|---|---|---|---|---|---|---|---|---|---|
| | | 每周 | 每月 | 每季度 | 每半年 | 每年 | 每年 1～2 次 | 每 2 年 | 每 3 年 | 每 5 年 | 有监测机构未填写周期数据 |
| 全项指标监测 | 661 | 3 | 45 | 22 | 22 | 455 | 2 | 7 | 3 | 1 | 101 |

此外，有 58 个静配中心没有定期进行洁净环境全项指标监测；23 个静配中心属于待建、建设中或改建过程中，未启用、还未投入使用、还未没开展工作、暂未开展业务、新开静配中心还未满一年等情况。

洁净环境全项指标监测机构统计结果：661 个静配中心开展了洁净环境全项指标监测，有 43 个静配中心监测机构为医院自行监测，有 477 个静配中心监测机构为委托第三方。填写的第三方监测机构包括静配中心承建方、医药企业、专业检测机构、病预防控制中心、药监局、药检所等。有 141 个静配中心未填写监测机构。

## 七、静配中心调配费收取情况

本部分调研问卷共 14 道题（题号 63 ～ 76），主要了解静配中心现行收费标准、价格调整和收费政策情况。调研内容包括医院静配中心收费的起始时间和依据、经所在地区相关部门或机构的检查评估情况、不同药物种类调配费收费价格、收费价格调整变更情况、纳入医保报销情况、静配中心耗材一次性注射器和一次性静配营养袋的收费方式和一次性静脉营养袋的材质选择，承担临床试验用药调配工作情况。

（1）问卷纳排标准说明：参与调研的 761 个静配中心中，收费的静配中心 466 个，其中有 5 个静配中心未开展业务，大部分题目未作答，故有 461 个静配中心纳入了收费样本统计，涉及 431 家医院。

（2）统计方法说明：本部分调研数据显示，大部分题目上报数据的标准差比平均数大，说明数据离散性和变化范围很大，为此不宜用均值来表示平均水平。根据每题上报数据的整体分布情况、波动情况和异常数据情况特点，对于数据分布比较集中的题目，采用算术平均值 ± 标准差的统计方法；对于数据分布比较离散的题目，则采用中位数（MD）、上四分位数 25%（$P_{25}$），下四分位数 75%（$P_{75}$）的统计方法。

（3）收费标准计价单位说明：本调研题目调配费以每袋为计价单位，而各省、自治区、直辖市物价局、医保局、卫生健康委价格主管部门印发的相关文件中，除山东省是按袋计价外，其他省（区、市）静脉药物调配费计价单位均是按组（一种或一种以上注射剂药品与一袋基础输液组成的医嘱为一组）收取的，肠外营养液的调配费计价单位大部分省、自治区、直辖市是按次或按日收取的。

静配中心药师审核通过的医嘱，按组进行调配，并按组进行计价。因此以组为计价单位更符合工作流程，通常情况下一组医嘱对应一袋成品输液。

## 63. 静配中心目前是否收取调配费

（1）题目：静配中心目前是否收取调配费 （单选题）

□ 是　　　　□ 否（跳转至 74 题）

（2）问卷回收情况：共收集 761 份问卷（表 121）

表 121　问卷回收情况

| 选项 | 问卷回收数量 | 比例 |
| --- | --- | --- |
| 是 | 466 | 61.24% |
| 否 | 295 | 38.76% |

（3）问卷纳入标准

①符合单选题答题规则，填写“是”或“否”。

②根据以下本题相关联 64 题目答案，前后内容符合逻辑关系，答案无误。

（4）问卷排除标准

①不符合单选题答题规则，未选择“是”或“否”。

②与本题相关联 64 题目的答案，前后内容不符合逻辑关系，答案有误。

（5）问卷纳排结果：收取调配费的 466 份问卷中，有 5 份问卷在 64 题中填写“未使用、暂未开展业务、无收费”，且本部分调研收费相关的问题填写为无、0、未使用，均未提供有效数据，此 5 份问卷视为无效问卷（因为前后内容逻辑关系不对）。故收取调配费的 466 份问卷中，筛选有效问卷为 461 份，无效问卷 5 份。

选项为“否”的不取调配费的问卷有 295 份，均为有效问卷。

参与本题调研的 761 份问卷中，有效问卷数量为 756 份，无效问卷数量为 5 份。

（6）问卷分析：本题有效问卷对应的 756 个静配中心中，有 461 个静配中心（占比 60.98%）收取调配费，有 295 个静配中心（占比 39.02%）未收取调配费。在 461 个收取调配费的静配中心中，其中包括三级医院的静配中心 414 个、二级医院的静配中心 45 个、一级医院的静配中心 2 个。461 个收取调配费的静配中心，共涉及 431 家医院，其中 27 家医院拥有 2 个或 2 个以上静配中心。

收取调配费的 461 个静配中心分布于 27 个省、自治区、直辖市的 173 个市、县。其中，安徽省有 56 个静配中心收费、山东省有 50 个静配中心收费、黑龙江省有 46 个静配中心收费、广东省有 44 个静配中心收费、云南省有 42 个静配中心收费、湖北省有 40 个静配中心收费，其他省、自治区、直辖市收费静配中心数量不到 30 个。各省、自治区、直辖市收取调配费的静配中心数量，见图 37。黑龙江、湖南、青海 3 省参与调研的所有静配中心均收费，见表 122 。

295 个未收费的静配中心中，包括三级医院的静配中心中 248 个、二级医院的静配中心中 47 个。各省、自治区、直辖市未收费静配中心情况见图 38。浙江、江西、陕西 3 省参与调研的所有静配中心均不收费。

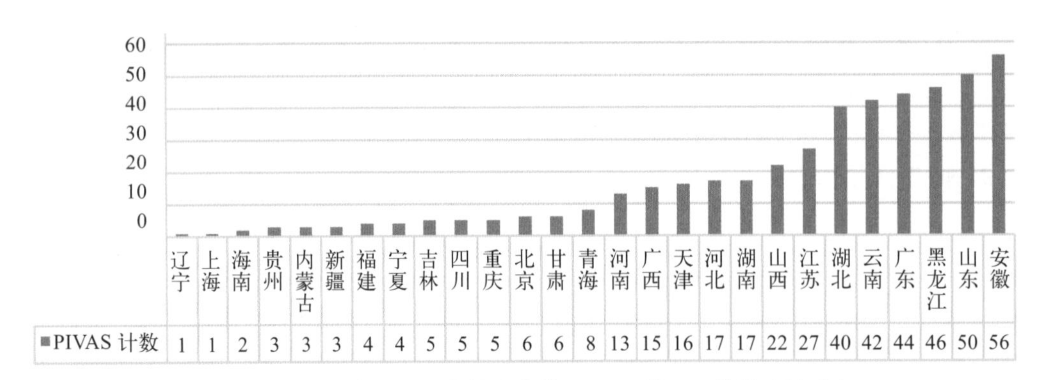


图 37　各省、自治区、直辖市收费 PIVAS 数量（总计 461 个）

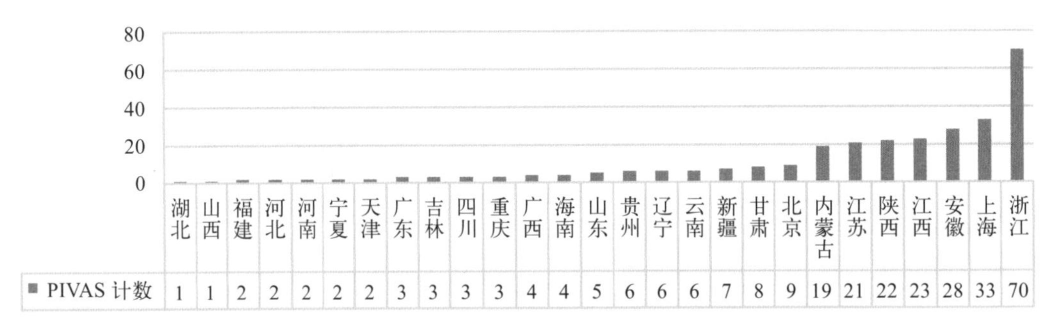


图 38　各省、自治区、直辖市未收费 PIVAS 数量（总计 295 个）

表 122　各省、自治区、直辖市收费与未收费 PIVAS 占本省、自治区、直辖市问卷比例

| 省（区、市） | 有效问卷数量 | 不收费 | | 收费 | |
|---|---|---|---|---|---|
| | | PIVAS 数量 | 占有效问卷比例 | PIVAS 数量 | 占有效问卷比例 |
| 北京 | 15 | 9 | 60.00% | 6 | 40.00% |
| 天津 | 18 | 2 | 11.11% | 16 | 88.89% |
| 河北 | 19 | 2 | 10.53% | 17 | 89.47% |
| 山西 | 23 | 1 | 4.35% | 22 | 95.65% |
| 内蒙古 | 22 | 19 | 86.36% | 3 | 13.64% |
| 辽宁 | 7 | 6 | 85.71% | 1 | 14.29% |
| 吉林 | 8 | 3 | 37.50% | 5 | 62.50% |
| 黑龙江 | 46 | 0 | 0.00% | 46 | 100.00% |
| 上海 | 34 | 33 | 97.06% | 1 | 2.94% |
| 江苏 | 48 | 21 | 43.75% | 27 | 56.25% |
| 浙江 | 70 | 70 | 100.00% | 0 | 0.00% |
| 安徽 | 84 | 28 | 33.33% | 56 | 66.67% |
| 福建 | 6 | 2 | 33.33% | 4 | 66.67% |
| 江西 | 23 | 23 | 100.00% | 0 | 0.00% |
| 山东 | 55 | 5 | 9.09% | 50 | 90.91% |
| 河南 | 15 | 2 | 13.33% | 13 | 86.67% |

续表

| 省（区、市） | 有效问卷数量 | 不收费 | | 收费 | |
|---|---|---|---|---|---|
| | | PIVAS 数量 | 占有效问卷比例 | PIVAS 数量 | 占有效问卷比例 |
| 湖北 | 41 | 1 | 2.44% | 40 | 97.56% |
| 湖南 | 17 | 0 | 0.00% | 17 | 100.00% |
| 广东 | 47 | 3 | 6.38% | 44 | 93.62% |
| 广西 | 19 | 4 | 21.05% | 15 | 78.95% |
| 海南 | 6 | 4 | 66.67% | 2 | 33.33% |
| 重庆 | 8 | 3 | 37.50% | 5 | 62.50% |
| 四川 | 8 | 3 | 37.50% | 5 | 62.50% |
| 贵州 | 9 | 6 | 66.67% | 3 | 33.33% |
| 云南 | 48 | 6 | 12.50% | 42 | 87.50% |
| 陕西 | 22 | 22 | 100.00% | 0 | 0.00% |
| 甘肃 | 14 | 8 | 57.14% | 6 | 42.86% |
| 青海 | 8 | 0 | 0.00% | 8 | 100.00% |
| 宁夏 | 6 | 2 | 33.33% | 4 | 66.67% |
| 新疆 | 10 | 7 | 70.00% | 3 | 30.00% |
| 总计 | 756 | 295 | | 461 | |

## 64. 医院现行收取集中调配费的依据

（1）题目：医院现行收取集中调配费的依据是____________（具体文件名称及文件号）（填空题）

（2）问卷回收情况：共收集 461 份问卷（表 123）

表 123 问卷回收情况

| 选项 | 问卷回收数量 | 比例 |
|---|---|---|
| 有收费依据的问卷 | 429 | 93.06% |
| 没有收费依据的问卷 | 32 | 6.94% |

（3）问卷纳入标准：填写内容，答案符合本题意要求。

（4）问卷排除标准：未作答本题内容或填写答案不符合本题意要求。

（5）问卷纳排结果：在 461 份收取调配费的问卷中，有 429 份问卷填写了收费依据的具体文件名称，有 32 份问卷没有填写收费依据的具体文件名称，而填写为“0”“无”“不清楚”“未知”“不详”“无法获取”“待查”等内容。

故本题的有效问卷数量为 429 份。无效问卷数量为 32 份。

（6）问卷分析：本题有效问卷对应的 429 个收取调配费的静配中心中，均填写了收费依据。其收费依据文件类型包括所辖省、自治区、直辖市或市县级发改委物价局、人社部医疗保障局、卫生计生（卫生健康委）印发的相关文件。

## 65. 医院所在地区静配中心收取调配费需经相关部门或机构的检查评估情况

（1）题目：医院所在地区静配中心收取调配费需要经过______部门或机构的检查评估（单选题并填空题）

□ 省、自治区、直辖市卫生健康行政部门，检查评估标准为________（具体文件名称及文件号）

□ 其他组织机构，________；检查评估标准为__________（具体文件名称及文件号）

□ 不需要经过检查评估

（2）问卷回收情况：共收集 466 份问卷（表 124）

表 124　问卷回收情况

| 选项 | 问卷回收数量 | 比例 |
|---|---|---|
| 省、自治区、直辖市卫生健康行政部门，检查评估标准为________（具体文件名称及文件号） | 325 | 69.74% |
| 其他组织机构，________；检查评估标准为_________（具体文件名称及文件号） | 55 | 11.8% |
| 不需要经过检查评估 | 86 | 18.46% |

（3）问卷纳入标准

①符合单选题答题规则，填写答案内容符合本题意要求。

②参照与本题相关联的 63、64 题目答案，答案前后逻辑关系一致。

（4）问卷排除标准

①不符合单选题答题规则，填写答案内容不符合本题意要求。

②参照与本题相关联的 63、64 题目答案，答案前后逻辑关系不一致。

（5）问卷纳排结果：本题回收的 466 份问卷中，有 5 份问卷在 63 题中因填写“未使用”“暂未开展业务”“无收费”被判定为无效问卷，故纳入本题统计的问卷数量为 461 份。本题有效问卷 461 份，无效问卷 5 份（分布：选项为省、自治区、直辖市卫生健康行政部门问卷中有 3 份问卷；选项为其他组织机构问卷中有 1 份问卷；选项为不需要经过检查评估问卷中有 1 份问卷）（表 125）。

表 125　问卷纳排结果

| 选项 | 问卷回收数量 | 占比 % = 问卷回收数量 /461（有效问卷总数） |
|---|---|---|
| 省、自治区、直辖市卫生健康行政部门，检查评估标准为______（具体文件名及文号） | 322 | 69.85% |
| 其他组织机构______；检查评估标准为______（具体文件名称及文件号） | 54 | 11.71% |
| 不需要经过检查评估 | 85 | 18.44% |
| 本题回收问卷 | 461 | |

（6）问卷分析：有效问卷对应的461个收费静配中心中，有85个静配中心（占比18.44%）收取调配费不需要经过检查评估；有376个静配中心（占比81.56%）需要经过检查评估，其中322个（69.85%）静配中心收费需经省、自治区、直辖市卫生健康行政部门检查评估，54个（11.71%）静配中心需经其他组织机构检查评估。

检查评估的部门或机构为所辖省、自治区、直辖市或市级发改委物价局、人社部医疗保障局、卫生计生（健康）委药事管理质控中心等机构，与64题收费依据文件印发单位相关。有效问卷对应的461个收费静配中心中，有245个静配中心给出了静配中心评估检查标准具体文件名称，包括各省、自治区、直辖市或市级业务主管部门制定的静脉用药调配中心验收标准、静脉用药集中调配中心（室）执业评审细则、静配用药集中调配质量管理规范、《医院洁净手术部建筑技术规范》、静脉用药集中调配质量管理办法以及与64题相关的收费依据文件等。

## 66. 静配中心开始收取调配费的起始时间

（1）题目：静配中心开始收取调配费的起始时间________年（填空题）

（2）问卷回收情况：共收集761份问卷（表126）

表126 问卷回收情况

| 选项 | 问卷回收数量 | 比例 |
|---|---|---|
| 填写数据 | 466 | 61.24% |
| 跳过 | 295 | 38.76% |

（3）问卷纳入标准

①正确回答填空题内容。填写答案为能够识别的年份时间数据。

②参照与本题相关联的63题目答案，答案前后逻辑关系一致。

（4）问卷排除标准

①未作答本题内容或未正确回答本题内容。无法识别年份时间数据。

②参照与本题相关联的63题目答案，答案前后逻辑关系一致。

（5）问卷纳排结果

本题回收问卷466份，有5份问卷在63题中因填写“未使用”“暂未开展业务”“无收费”被判定为无效问卷，故纳入本题统计的问卷数量为461份。纳入本题统计的问卷数量为461份问卷中，有3份问卷答案为“2921”“2026”“2 000 000”，属于错误的年份数据，视为无效问卷，故本题有效问卷数量为458份，无效问卷数量为3份。

（6）问卷分析：本题有效问卷对应的458个收费的静配中心中，收费起始时间从2003年开始至2022年。有1个静配中心2003年开始收费，有5个静配中心2005年开始收费，有2个静配中心2006年开始收费，有1个静配中心2007年开始收费，有1个静配中心2008年开始收费，有6个静配中心2009年开始收费，有6个静配中心2010年开始收费，有5个静配中心2011年开始收费，有20个静配中心2012年开始收费，有26个静配中心2013年开始收费，有22个静配中心2014年开始收费，有16个静配中心2015年开始收费，有31个静配中心2016年开始收费，有49个静配中心2017年开始收费，有41个静配中心2018年有开始收费，有38个静配中心2019年开始收费，有85个静配中心2020年开始收费，有73个静配中心2021年开始收费。各年度开始收费的静配中心数量见图39。

2020年和2021年是较集中批准静配中心收费的年份。2012—2019年8年间，平均每年有30.5个静配中心获批收费，2022年开始回落至平均水平。

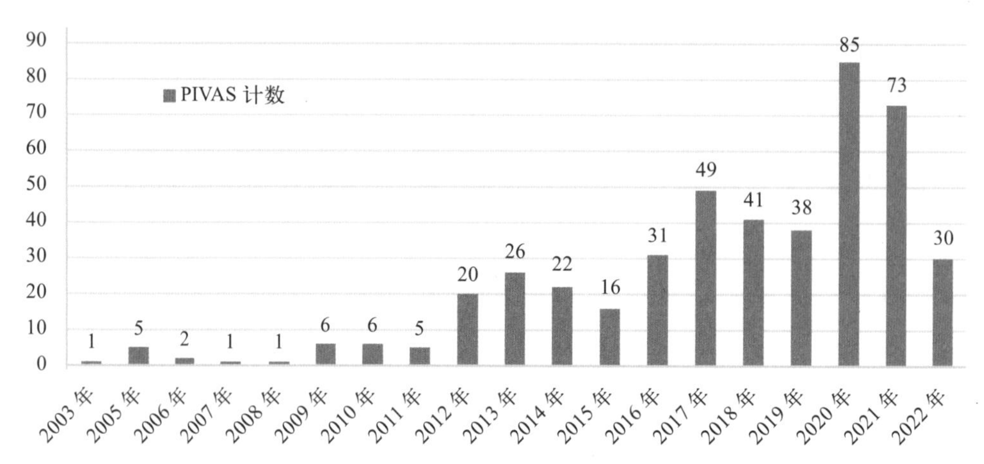


图39　458个PIVAS开始收费时间情况

## 67. 静配中心调配收费标准是否发生过调整

（1）题目：静配中心调配收费标准是否发生过调整（单选题）

□是　　　□否（跳转至69题）

（2）问卷回收情况：共收集466份问卷（表127）

表127　问卷回收情况

| 选项 | 问卷回收数量 | 比例 |
| --- | --- | --- |
| 是 | 184 | 39.48% |
| 否 | 282 | 60.52% |

（3）问卷纳入标准

①符合单选题答题规则，填写“是”或“否”

②参照与本题相关联的62、63、64题目答案，答案前后逻辑关系一致。

（4）问卷排除标准

①不符合单选题答题规则。未填写“是”或“否”。

②参照与本题相关联的63题目答案，答案前后逻辑关系不一致。

（5）问卷纳排结果：本题回收问卷466份，有5份问卷在63题中因填写“未使用”“暂未开展业务”“无收费”被判定为无效问卷，故纳入本题统计的问卷数量为461份。纳入本题统计的461份问卷中，其中收费标准发生调整的有效问卷183份，收费标准未发生调整的有效问卷278份。

（6）问卷分析：有效问卷对应的461个收费的静配中心中，有183个静配中心（39.7%）收费标准发生过调整，涉及22个省、自治区、直辖市的92个市县；有278个静配中心（60.3%）收费标准没有发生过调整，涉及26个省、自治区、直辖市124个市县。见表128。278个没有发生收费标准调整的静配中心涉及的26个省、自治区、直辖市124个市县中，有部分与183个发生过调整的静配中心所涉及的22个省、自治区、直辖市92个市县有交叉，即同一个市县辖区内既有发生过收费调整的情况也有未发生过收费调整的情况。本题为单选题，不应当存在上述交叉覆盖的情况，经过深入访谈了解后，其原因是部分地区的部分医疗机构静配中心的部分药物调配费开始存在自主定价备案收费的项目情况，之后按照监管部门有关规定执行统一收费标准。贵州、内蒙古、上海、新疆、福建收费标准没有发生过调整。

**表128 各省、自治区、直辖市（县）PIVAS收费标准发生调整的情况**

| 省、自治区、直辖市 | 市（县） | 收费价格未调整的PIVAS数量 | 收费价格有调整的PIVAS数量 |
|---|---|---|---|
| 北京市 | 北京 | 5 | 1 |
| 天津市 | 天津 | 12 | 4 |
| 河北省 | 石家庄 | 3 | 2 |
| | 邢台 | 3 | — |
| | 保定 | 2 | — |
| | 唐山 | 2 | 1 |
| | 定州 | 1 | — |
| | 巨鹿县 | 1 | — |
| | 沧州 | — | 1 |
| | 衡水 | — | 1 |
| 山西省 | 吕梁 | 1 | 1 |
| | 大同 | 4 | — |
| | 晋城 | — | 1 |
| | 晋中 | — | 1 |
| | 临汾 | — | 1 |
| | 朔州 | — | 1 |
| | 长治 | — | 1 |
| | 阳泉 | — | 2 |
| | 运城 | — | 2 |
| | 太原 | — | 7 |
| 内蒙古自治区 | 呼伦贝尔 | 2 | — |
| | 包头 | 1 | — |
| 辽宁省 | 沈阳市 | — | 1 |
| 吉林省 | 长春 | 3 | 1 |
| | 吉林 | 1 | — |

续表

| 省、自治区、直辖市 | 市（县） | 收费价格未调整的 PIVAS 数量 | 收费价格有调整的 PIVAS 数量 |
|---|---|---|---|
| 黑龙江省 | 哈尔滨 | 9 | 7 |
| | 牡丹江 | 4 | 6 |
| | 齐齐哈尔 | 3 | 4 |
| | 佳木斯 | 2 | — |
| | 大庆 | 1 | 1 |
| | 鹤岗 | 1 | — |
| | 七台河 | 1 | — |
| | 双鸭山 | 1 | — |
| | 大兴安岭 | — | 1 |
| | 黑河 | — | 1 |
| | 嫩江 | — | 1 |
| | 绥化 | — | 1 |
| | 伊春 | — | 1 |
| | 肇东 | — | 1 |
| 上海市 | 上海 | 1 | — |
| 江苏省 | 苏州 | 8 | — |
| | 南京 | 4 | 1 |
| | 泰州 | 3 | 1 |
| | 宿迁 | 2 | — |
| | 盐城 | 2 | — |
| | 常州 | 1 | — |
| | 连云港 | 1 | — |
| | 沭阳 | 1 | — |
| | 无锡 | 1 | — |
| | 扬州 | 1 | — |
| | 镇江 | 1 | — |
| 安徽省 | 合肥 | 12 | 4 |
| | 芜湖 | 6 | — |
| | 阜阳 | 4 | 1 |
| | 淮南 | 3 | — |
| | 宿州 | 3 | 2 |
| | 蚌埠 | 2 | — |
| | 池州 | 2 | — |
| | 黄山 | 2 | — |
| | 铜陵 | 2 | 2 |
| | 宣城 | 2 | — |
| | 安庆 | 1 | 1 |

续表

| 省、自治区、直辖市 | 市（县） | 收费价格未调整的 PIVAS 数量 | 收费价格有调整的 PIVAS 数量 |
|---|---|---|---|
| | 滁州 | 1 | |
| | 淮北 | 1 | 1 |
| | 六安 | 1 | 2 |
| | 亳州 | | 1 |
| 福建省 | 莆田 | 1 | — |
| | 宁德 | 1 | — |
| | 南平 | 1 | — |
| | 龙岩 | 1 | — |
| 山东省 | 济南 | 7 | 2 |
| | 济宁 | 6 | — |
| | 临沂 | 4 | — |
| | 青岛 | 5 | 1 |
| | 菏泽 | 3 | — |
| | 烟台 | 3 | — |
| | 泰安 | 2 | 2 |
| | 潍坊 | 2 | — |
| | 淄博 | 2 | — |
| | 德州 | 1 | — |
| | 聊城 | 1 | 2 |
| | 宁阳县 | 1 | — |
| | 威海 | 1 | — |
| | 禹城 | 1 | — |
| | 枣庄 | 1 | 2 |
| | 临清 | | 1 |
| 河南省 | 郑州 | 3 | — |
| | 南阳 | 2 | — |
| | 洛阳 | 1 | — |
| | 平顶山 | — | 1 |
| | 卫辉 | — | 1 |
| | 许昌市 | — | 2 |
| | 郑州市 | — | 3 |
| 湖北省 | 武汉 | 1 | 12 |
| | 十堰 | 2 | 1 |
| | 宜昌 | 1 | 3 |
| | 襄阳 | 1 | — |
| | 咸宁 | 1 | — |
| | 黄冈 | 1 | 2 |

续表

| 省、自治区、直辖市 | 市（县） | 收费价格未调整的 PIVAS 数量 | 收费价格有调整的 PIVAS 数量 |
|---|---|---|---|
| | 荆门 | 1 | 1 |
| | 大冶 | — | 1 |
| | 恩施 | — | 1 |
| | 荆州 | — | 1 |
| | 天门 | — | 1 |
| | 仙桃 | — | 1 |
| | 咸宁 | — | 1 |
| | 黄石 | — | 2 |
| | 随州 | — | 2 |
| | 孝感 | — | 3 |
| 湖南省 | 长沙 | 6 | — |
| | 郴州 | 3 | — |
| | 常德 | 2 | 1 |
| | 桂阳县 | 1 | — |
| | 祁阳 | 1 | — |
| | 张家界 | 1 | — |
| | 湘潭 | — | 1 |
| | 岳阳 | — | 1 |
| 广东省 | 广州 | 5 | 14 |
| | 深圳 | 4 | — |
| | 东莞 | 3 | 1 |
| | 珠海 | 2 | — |
| | 惠州 | 1 | — |
| | 江门 | 1 | — |
| | 梅州 | 1 | — |
| | 韶关 | 1 | — |
| | 肇庆 | 1 | — |
| | 中山 | 1 | — |
| | 佛山 | — | 1 |
| | 揭阳 | — | 1 |
| | 梅州 | — | 1 |
| | 清远 | — | 1 |
| | 汕头 | — | 1 |
| | 深圳 | — | 1 |
| | 阳江 | — | 1 |
| | 湛江 | — | 1 |
| | 珠海 | — | 1 |

续表

| 省、自治区、直辖市 | 市（县） | 收费价格未调整的 PIVAS 数量 | 收费价格有调整的 PIVAS 数量 |
|---|---|---|---|
| 广西壮族自治区 | 桂林 | 2 | — |
| | 柳州 | 2 | 1 |
| | 南宁 | 2 | — |
| | 北海 | 1 | 1 |
| | 贵港 | 1 | 1 |
| | 河池 | 1 | |
| | 百色 | — | 1 |
| | 梧州 | — | 2 |
| 海南省 | 海口 | 1 | 1 |
| 重庆市 | 重庆 | 4 | 1 |
| 四川省 | 成都 | 2 | 1 |
| | 南充 | 1 | — |
| | 绵阳 | 1 | — |
| 贵州省 | 贵阳 | 2 | — |
| | 遵义 | 1 | — |
| 云南省 | 楚雄 | 6 | — |
| | 普洱 | 2 | — |
| | 安宁 | 1 | — |
| | 河口县 | 1 | — |
| | 建水 | 1 | — |
| | 昆明 | 1 | 11 |
| | 泸西县 | 1 | — |
| | 禄丰 | 1 | — |
| | 蒙自 | 1 | — |
| | 曲靖 | 1 | 7 |
| | 文山州 | 1 | — |
| | 玉溪 | 1 | — |
| | 昭通 | 1 | 1 |
| | 大理 | — | 2 |
| | 临沧 | — | 2 |
| 甘肃省 | 定西 | 1 | — |
| | 兰州 | 3 | — |
| | 临夏 | — | 1 |
| | 武威 | — | 1 |
| 青海省 | 西宁 | 7 | 1 |
| 宁夏回族自治区 | 银川 | 1 | 3 |
| 新疆维吾尔自治区 | 乌鲁木齐 | 3 | — |
| 省（区、市）总计：27 | 地市总计：173 | 总计 PIVAS 数：278 | 总计 PIVAS 数：183 |

## 68. 静配中心调配收费标准调整的具体情况

（1）题目：静配中心调配收费标准调整的具体情况为 （填空题）

普通药物输液调配费从______元 / 袋，调整为____元 / 袋；

抗菌药物输液调配费从______元 / 袋，调整为____元 / 袋；

危害药物输液调配费从______元 / 袋，调整为____元 / 袋；

肠外营养液调配费从______元 / 袋，调整为____元 / 袋；

打包输液（未调配及无须调配的成品输液）调配费从______元 / 袋，调整为____元 / 袋；

其他输液：___________（请完整填写收费项目名称）调配费从______元 / 袋，调整为____元 / 袋。

（2）问卷回收情况：761 个静配中心参与了本题调研，选择“跳过”的问卷有 577 份，填写了答案的问卷有 184 份。

（3）问卷纳入标准

①符合填空题答题规则，填写内容为可识别的价格金额数据。

②调整前价格数据为 0 以上数值，不包括 0，调整后价格数据为 0 以上数值，包括 0。

③调整前价格数值不等于调整后的价格数值。

（4）问卷排除标准

①不符合填空题答题规则，填写内容为不能识别的价格金额数据。

②未正确填写价格数值，调整前或调整后价格数据填写为“0”“/”“无”等数据。

③调整前价格等于调整后价格。

（5）问卷纳排结果：本题调研静配中心调配收费标准调整的具体情况与 67 题存在逻辑关系，纳入本题统计的问卷数量应当等于 67 题有效问卷的数量，故纳入本题统计的问卷总数量为 183 份。其中各类型输液收费标准调整的具体情况问卷，纳排结果如下。

①普通药物输液调研问卷纳排结果：183 份问卷中，有 2 份问卷填写答案为“/”，有 16 份问卷调整前价格为“0”，有 4 份问卷答案为“无”，有 1 份问卷答案为无法识别的数据，有 41 份问卷调整前后收费标准一致。故普通药物输液调配费收费标准调整情况的有效问卷为 119 份。无效问卷 64 份。

②抗菌药物输液调研问卷纳排结果：183 份问卷中，有 2 份问卷填写答案为“/”，有 15 份问卷调整前价格为“0”，有 6 份问卷答案为“无”，有 1 份问卷答案为无法识别的数据，有 36 份问卷调整前后收费标准一致。故抗菌药物输液调配费收费标准调整情况的有效问卷为 123 份。无效问卷为 60 份。

③危害药物输液调研问卷纳排结果：183 份问卷中，有 2 份问卷填写答案为“/”，有 8 份问卷调整前价格为“0”，有 3 份问卷答案为“无”，有 1 份问卷答案为“15 ～ 19”的数据范围，有 43 份问卷调整前后收费标准一致。故危害药物输液调配费收费标准调整情况的有效问卷为 126 份。无效问卷为 57 份。

④肠外营养液调研问卷纳排结果：183 份问卷中，有 5 份问卷填写答案为“/”，有 18 份问卷调整前价格为“0”，有 7 份问卷答案为“无”，有 1 份问卷答案为无法识别数据，46 份问卷调整前后收费标准一致。故肠外营养液输液调配费收费标准调整情况的有效问卷

为 106 份。无效问卷为 77 份。

⑤打包（未调配及无须调配的成品）输液调配费调研问卷纳排结果：183 份问卷中，有 8 份问卷填写答案为“/”，有 145 份问卷调整前价格为“0”，有 10 份问卷答案为“无”，有 2 份问卷答案为无法识别数据，有 1 份问卷答案为“未收费”，有 6 份问卷调整前后收费标准一致。故打包（未调配及无须调配的成品）输液调配费收费标准调整情况的有效问卷为 11 份。无效问卷为 172 份。

⑥其他输液调配费调研问卷纳排结果：183 份问卷中，有 10 份问卷填写答案为“/”，有 80 份问卷调整前价格为“0”，90 份问卷答案为“无、没有”，故打包（未调配及无须调配的成品）输液调配费收费标准调整情况的有效问卷为 3 份。无效问卷为 180 份。

（6）问卷分析

①普通药物输液调配费调整前后价格统计结果：普通药物输液调配费调整前价格最低 1 元，最高 10 元，调整后价格最低 2 元，最高 14 元。最低下调 6 元，最高上调 10.2 元。调整前平均价格 3.11 元，调整后平均价格 5.67 元，普通药物调配费从 3.11 元 ±1.33 元，调整为 5.67 元 ±2.49 元。平均涨幅 2.56 元 ±1.16 元。见表 129，表 130。

②抗菌药物输液调配费调整前后价格统计结果：抗菌药物输液调配费调整前价格最低 1 元，最高 10 元，调整后价格最低 2 元，最高 14 元。最低下调 6 元，最高上调 9.9 元。调整前平均价格 3.91 元，调整后平均价格 6.42 元，抗菌药物调配费从 3.91 元 ±1.3 元，调整为 6.42 元 ±2.8 元，平均涨幅 2.51 元 ±1.5 元。见表 129，表 130。

③危害药物输液调配费调整前后价格统计结果：危害药物输液调配费调整前价格最低 2 元，最高 3 元，调整后价格最低 54 元，最高 70 元。最低下调 6 元，最高上调 9.9 元。调整前平均价格 19.8 元，调整后平均价格 29.12 元，危害药物调配费从 19.8 元 ±8.03 元，调整为 29.12 元 ±15.40 元，平均涨幅 9.32 元 ±7.37 元。见表 129，表 130。

④肠外营养液调配费调整前后价格统计结果：肠外营养液输液调配费调整前价格最低 1 元，最高 93 元，调整后价格最低 3 元，最高 93 元。最低下调 45，最高上调 73 元。调整前平均价格 34.9 元，调整后平均价格 51.26 元，肠外营养液调配费从 34.9 元 ±20.67 元，调整为 51.26 元 ±32.92 元，平均涨幅 16.36 元 ±12.25 元。见表 129，表 130。

⑤打包（未调配及无须调配的成品）输液调配费调整前后价格统计结果：调整前价格最低 1 元，最高 4.6 元，调整后价格最低 0 元，最高 4.7 元。最低下调 3 元，最高上调 1.29 元。调整前平均 2.92 元，调整后平均 1.74 元，打包调配费从 2.92 元 ±1.13 元，调整为 1.74 元 ±1.9 元，平均涨幅 − 1.18 元 ±0.77 元。见表 129，表 130。

⑥其他输液调配费调整前后价格统计结果：其他输液项目包含有化疗泵、抗肿瘤药物（中成药）、新生儿营养袋、静脉用药智能辅助项目。收费调整的项目为抗肿瘤药物（中成药）8 元调整到 3 元，化疗泵 21 元调整到 8 元，新生儿营养袋 6.51 元调整到 22.77 元。

表 129　各类药物输液调配费收费标准调整前后平均价格统计结果

| 收费项目 | PIVAS 数 | 价格调整 | 收费价格平均值 | 标准差 | 中位数 | $P_{25}$ | $P_{75}$ |
|---|---|---|---|---|---|---|---|
| 普通药物 | 119 | 调整前 | 3.11 | 1.33 | 3 | 3 | 3.8 |
| | | 调整后 | 5.67 | 2.49 | 5 | 4.29 | 8 |
| 抗菌药物 | 123 | 调整前 | 3.91 | 1.3 | 4.1 | 3 | 5 |
| | | 调整后 | 6.42 | 2.8 | 6 | 4.29 | 9 |
| 危害药物 | 126 | 调整前 | 19.8 | 8.03 | 20 | 15 | 22 |
| | | 调整后 | 29.12 | 15.4 | 22.77 | 18 | 47 |
| 肠外营养液 | 106 | 调整前 | 34.9 | 20.67 | 32.5 | 20 | 44 |
| | | 调整后 | 51.26 | 32.92 | 32.5 | 22.77 | 90 |
| 打包 | 11 | 调整前 | 2.92 | 1.13 | 3 | 3 | 3 |
| | | 调整后 | 1.74 | 1.9 | 1.5 | 0 | 3.3 |

注：价格单位为元

表 130　全国各类药物输液调配费价格变动统计

| 收费项目 | 调整前价格 | 调整后价格 | 价格变化幅度 |
|---|---|---|---|
| 普通药物 | 3.11±1.33 | 5.67±2.49 | 2.56±1.16 |
| 抗菌药物 | 3.91±1.3 | 6.42±2.8 | 2.51±1.5 |
| 危害药物 | 19.8±8.03 | 29.12±15.40 | 9.32±7.37 |
| 肠外营养液 | 34.9±20.67 | 51.26±32.92 | 16.36±12.25 |
| 打包 | 2.92±1.13 | 1.74±1.9 | −1.18±0.77 |

备注：价格变化幅度=调整后价格—调整前价格

价格单位为元

以省、自治区、直辖市为单位统计普通药物、抗菌药物、危害药物、肠外营养液、打包（未调配及无须调配的成品）和其他药物输液调配费标准调整的情况，见表 131。

有 18 个省、自治区、直辖市对危害药物输液调配费进行过调整，有 13 个省、自治区、直辖市对肠外营养液调配费进行过调整，有 10 个省、自治区、直辖市对普通药物和抗菌药物输液调配费进行过调整。

危害药物输液调配是收费价格调整最多的项目，输液调配费调整最多的省、自治区、直辖市是湖北省 32 个静配中心，其次是广东省和黑龙江省 24 个静配中心。输液调配费涨幅最高的是湖北省，普通药物平均上调 5.2 元；抗菌药物平均上调 5.9 元；危害药物平均上调 32 元，肠外营养液平均上调 52 元。

表 131 各省、自治区、直辖市各类药物输液调配费调整前后价格平均值

| 省、自治区、直辖市 | PIVAS 数 | 普通药物 | | 抗菌药物 | | 危害药物 | | 肠外营养液 | |
|---|---|---|---|---|---|---|---|---|---|
| | | 调整前平均价格 | 调整后平均价格 | 调整前平均价格 | 调整后平均价格 | 调整前平均价格 | 调整后平均价格 | 调整前平均价格 | 调整后平均价格 |
| 北京 | 1 | — | — | — | — | 28 | 40 | — | — |
| 海南 | 1 | — | — | — | — | 20 | 22 | — | — |
| 吉林 | 1 | — | — | — | — | 10 | 20 | — | — |
| 辽宁 | 1 | — | — | — | — | 40 | 44 | — | — |
| 青海 | 1 | — | — | — | — | 25 | 35 | 25 | 35 |
| 四川 | 1 | 2.5 | 3 | 5.5 | 3 | 18 | 6 | 19.5 | 10 |
| 重庆 | 1 | 1 | 3 | 2 | 3 | — | — | — | — |
| 甘肃 | 2 | — | — | — | — | 11 | 12 | 11 | 12 |
| 江苏 | 2 | *5 | *9.9 | *7 | 9.9 | — | — | — | — |
| 湖南 | 3 | — | — | — | — | 10 | 11 | 57.5 | 60 |
| 宁夏 | 3 | — | — | — | — | 15 | 18 | 52 | 62.4 |
| 天津 | 4 | — | — | — | — | — | — | 30 | 10 |
| 河北 | 5 | — | — | — | — | 6 | 8 | 50 | 63 |
| 广西 | 6 | 2 | 3 | 2 | 3 | 9.4 | 18.4 | — | — |
| 河南 | 7 | 2.5 | 2 | 2.5 | 2 | 20 | 35 | 80 | 90 |
| 山东 | 10 | 3.5 | 4.5 | 4.75 | 6.5 | 35.5 | 36 | — | — |
| 安徽 | 14 | — | — | — | — | 11.5 | 20 | 20 | 19 |
| 山西 | 17 | 1 | 5 | 3 | 5 | — | — | 77 | 86 |
| 云南 | 23 | 3 | 5 | 5 | 8 | 15 | 23 | 20 | 30 |
| 广东 | 24 | 3 | 4.29 | 3 | 4.29 | 15 | 22.77 | 15 | 21.6 |
| 黑龙江 | 24 | — | — | — | — | 28 | 18 | — | — |
| 湖北 | 32 | 3.8 | 9 | 4.1 | 10 | 22 | 54 | 41 | 93 |

*. 根据《江苏省医疗保障局江苏省卫生健康委员会关于新增、完善部分医疗服务项目价格的通知》（苏医保发〔2019〕98 号），江苏省辖所有公立医院对普通药物和抗菌药物的输液调配收费标准为 9.9 元 / 组，相同频次的药物视为一组，不同频次则视为第二组，每位患者最多收取两组费用。此收费为新增项目，未发生调价。调研中发现的调价数据来自非公立医院，其调整前价格为自主定价。

注：平均价格单位为元

## 69. 静配中心不同药物种类输液调配收费标准

（1）题目：静配中心不同药物种类输液调配收费标准（填空题）

普通药物输液调配收费标准为________元 / 袋（不包括以下单独列出的药物类别）。

抗菌药物输液调配收费标准为________元 / 袋。

危害药物输液调配收费标准为______元 / 袋。

肠外营养液调配收费标准为________元 / 袋。

打包输液（未调配及无须调配的成品输液）调配收费标准为________元 / 袋；

其他输液调配收费标准：____________（请完整填写收费项目名称及单价）。

（2）问卷回收情况：761 个静配中心参与了本题调研，选择“跳过”的问卷有 295 份，填写了答案的问卷有 466 份。

（3）问卷纳入标准

①符合填空题答题规则。填写内容符合题意要求。

②参照与本题相关联的题目答案，答案前后逻辑关系一致。

③收费价格数据为 0 以上数值，不包括 0。

（4）问卷排除标准

①不符合填空题答题规则。

②参照与本题相关联的题目答案，答案前后逻辑关系不一致。

③填写内容不符合题意要求，收费价格数据无法识别。

（5）问卷纳排结果：本题调研静配中心不同药物种类输液调配收费标准，前提是静配中心必须收取调配费，故与 63 题存在逻辑关系，纳入本题统计的问卷数量应当等于 63 题。本题根据 63 题（5）问卷纳排结果确定的纳入统计的问卷数量为 461 份。其中各类型输液调配费收取情况问卷，纳排结果如下。

①普通药物输液调配费收取情况问卷纳排结果：纳入统计的 461 份问卷中，有 32 份问卷答案为“0”，有 3 份问卷答案为“/”，有 4 份问卷答案为“无”，有 2 份问卷答案为“未使用、未收费”，有 1 份问卷答案为“不是按袋收”，以上共 42 份问卷视为无效问卷。419 份问卷答案填写了 0 以上数值。故普通药物输液调配费收费情况的有效问卷为 419 份，无效问卷为 42 份。

②抗菌药物输液调配费收取情况问卷纳排结果：纳入统计的 461 份问卷中，有 34 份问卷答案为“0”，有 3 份问卷答案为“/”，有 4 份问卷答案为“无”，有 3 份问卷答案为“未配置、未使用、未收费”，有 1 份问卷答案为“不是按袋收”，以上共 45 份问卷视为无效问卷。416 份问卷答案填写了 0 以上数值。故抗菌药物输液调配费收取情况的有效问卷为 416 份，无效问卷为 45 份。

③危害药物输液调配费收取情况问卷纳排结果：纳入统计的 461 份问卷中，有 23 份问卷答案为“0”，有 3 份问卷答案为“/”，3 份问卷答案为“无”，有 2 份问卷答案为“未调配、未使用”，以上共 31 份问卷视为无效问卷。430 份问卷答案填写了 0 以上数值。故危害药物输液调配费收取情况的有效问卷为 430 份，无效问卷为 31 份。

④肠外营养液输液调配费收取情况问卷纳排结果：纳入统计的 461 份问卷中，有 43

份问卷答案为“0”，有3份问卷答案为“/”，8份问卷答案为“无”，有3份问卷答案为“未调配、未使用、未单独收费”，以上共57份问卷视为无效问卷。404份问卷答案填写了0以上数值。故肠外营养液输液调配费收取情况的有效问卷为404份，无效问卷为57份。

⑤打包（未调配及无须调配的成品）输液调配费收取情况问卷纳排结果：纳入统计的461份问卷中，有381份问卷答案为“0”，有6份问卷答案为“/”，有12份问卷答案为“无”，有3份问卷答案为“未使用、未收费”，有1份问卷答案为“不是按袋收”，以上共403份问卷视为无效问卷。58份问卷答案填写了0以上数值。故打包（未调配及无须调配的成品）输液调配费收取情况的有效问卷为58份，无效问卷为403份。

⑥其他输液调配费收取情况问卷纳排结果：纳入统计的461份问卷中，有247份问卷答案为“0”，14份问卷答案为“/”，有171份问卷答案为“无”，有2份问卷答案为“未使用、未收费”，有21份问卷答案为无法识别答案，以上共455份问卷视为无效问卷。有6份问卷完整填写了收费项目名称及单价。故其他输液调配费收取情况的有效问卷为6份，无效问卷为455份。

（6）问卷分析：不同药物种类输液调配费价格全国平均值见表132。

①普通药物输液调配费：收费价格全国平均值为4.39元 ±2.43元，最低0.5元，最高14元。

②抗菌药物输液调配费：收费价格全国平均值为5.01元 ±2.74元，最低1元，最高15元。

③危害药物输液调配费：收费价格全国平均值为23.17元 ±13.27元，最低2元，最高70元。

④肠外营养液输液调配费：收费价格全国平均值为38.75元 ±27.99元，最低1元，最高98元。

⑤打包调配输液调配费：收费价格全国平均值为3.14元 ±1.54元，最低1元，最高9.5元。

⑥其他种类调配收费项目和收费标准：只有安徽省填报了6份问卷，为静脉用药智能辅助（配药机器人）调配项目，有1家医院收费标准为8元，其他5家医院收费标准为10元。

**表132 不同药物种类输液调配费价格全国平均值**

| 收费项目 | 有效问卷 | 均值 | 标准差 | 中位数 | $P_{25}$ | $P_{75}$ |
|---|---|---|---|---|---|---|
| 普通药物 | 419 | 4.39 | 2.43 | 3 | 3 | 5 |
| 抗菌药物 | 416 | 5.01 | 2.74 | 4.29 | 3 | 6.5 |
| 危害药物 | 430 | 23.17 | 13.27 | 20 | 15 | 28 |
| 肠外营养液 | 404 | 38.75 | 27.99 | 26 | 20 | 60 |
| 打包 | 58 | 3.14 | 1.54 | 3 | 2 | 3 |
| 智能辅助调配 | 6 | 9.67 | 0.82 | 10 | 10 | 10 |

注：单位：元

不同种类药物输液调配费各省、自治区、直辖市平均收费价格的原始数据来自于和各省、自治区、直辖市价格主管部门发布的相关文件，在此不做详细发布。

## 70. 静配中心收取调配费是否纳入医保报销范畴

（1）题目：静配中心收取调配费是否纳入医保报销范畴（单选题）

□ 医保全部报销　□ 医保部分报销　□ 自费

（2）问卷回收情况：共收集 466 份问卷（表 133）

表 133　问卷回收情况

| 选项 | 问卷回收数量 | 比例 |
|---|---|---|
| 医保全部报销 | 205 | 43.99% |
| 医保部分报销 | 100 | 21.46% |
| 自费 | 161 | 34.55% |

（3）问卷纳入标准

①符合单选题答题规则，填写答案符合题意要求。

②参照与本题相关联的题目答案，答案前后逻辑关系一致。

（4）问卷排除标准

①不符合单选题答题规则，填写答案不符合题意要求。

②参照与本题相关联的题目答案，答案前后逻辑关系不一致。

（5）问卷纳排结果：本题调研静配中心收取调配费是否纳入医保报销范畴，前提是静配中心必须收取调配费，故与 63 题存在逻辑关系，纳入本题统计的问卷数量应当等于 63 题的有效问卷数量。故本题根据 63 题问卷纳排结果确定的纳入统计的问卷数量为 461 份。其中选项为医保全部报销的有效问卷为 203 份，无效问卷 2 份；选项为医保部分报销的有效问卷为 99 份，无效问卷 1 份；选项为自费的有效问卷 159 份，无效问卷 2 份。

（6）问卷分析：有效问卷对应的 461 个收费的静配中心，共涉及 431 家医院。

①按医院数量统计输液调配费医保报销情况：在 431 家收取输液调配费的医院中，有 189 家医院（43.85%）收取的输液调配费是医保全部报销；有 95 家医院（22.04%）收取的输液调配费是医保部分报销；有 147 家医院（34.1%）收取的输液调配费是自费，未纳入医保报销范畴。

②按静配中心数量统计输液调配费医保报销情况：有 461 个收取输液调配费的静配中心中，有 203 个静配中心（44.03%）收取的输液调配费是医保全部报销；有 99 个静配中心（21.47%）收取的输液调配费是医保部分报销；有 159 个静配中心（34.49%）收取的输液调配费是患者自费，未纳入医保报销范畴。

按省、自治区、直辖市统计静配中心收取的输液调配费纳入医保报销的情况，见表 134。

表 134 各省、自治区、直辖市 PIVAS 收取的输液调配费纳入医保报销情况

| 省、自治区、直辖市 | 成品输液调配费医保全部报销的 PIVAS 数量 | 成品输液调配费医保部分报销的 PIVAS 数量 | 成品输液调配费自费的 PIVAS 数量 |
|---|---|---|---|
| 北京 | 4 | 1 | 1 |
| 天津 | 12 | 4 | |
| 河北 | 1 | 4 | 12 |
| 山西 | 17 | 5 | |
| 内蒙古 | 2 | 1 | |
| 辽宁 | | 1 | |
| 吉林 | 3 | 2 | |
| 黑龙江 | 43 | 2 | 1 |
| 上海 | 1 | | |
| 江苏 | 7 | 19 | 1 |
| 安徽 | 15 | 13 | 28 |
| 福建 | 3 | | 1 |
| 山东 | 3 | 11 | 36 |
| 河南 | 2 | 5 | 6 |
| 湖北 | 1 | 2 | 37 |
| 湖南 | 4 | 4 | 9 |
| 广东 | 25 | 10 | 9 |
| 广西 | 9 | 2 | 4 |
| 海南 | | | 2 |
| 重庆 | 1 | 1 | 3 |
| 四川 | 2 | | 3 |
| 贵州 | | 2 | 1 |
| 云南 | 34 | 7 | 1 |
| 甘肃 | 4 | 2 | |
| 青海 | 7 | | 1 |
| 宁夏 | 1 | | 3 |
| 新疆 | 2 | 1 | |
| 合计 | 203 | 99 | 159 |

输液调配费医保全部报销的情况，涉及 24 个省、自治区、直辖市的 203 个静配中心。其中，黑龙江省最多 43 个静配中心，其次是云南省 34 个静配中心，广东省 25 个静配中心，山西省 17 个静配中心，安徽省 15 个静配中心，天津市 12 个静配中心，其他省、自治区、直辖市医保全部报销的静配中心不足 10 个。

输液调配费医保部分报销的情况，涉及 21 个省、自治区、直辖市的 99 个静配中心。其中，江苏省最多 19 个静配中心，其次是安徽省 13 个静配中心，山东省 11 个静配中心，广东省 10 个静配中心，其他省、自治区、直辖市医保部分报销的静配中心不足 10 个。

输液调配费患者自费的情况，涉及 19 个省、自治区、直辖市 159 个静配中心。其中，湖北省最多 37 个静配中心，其次是山东省 36 个静配中心，安徽省 28 个静配中心，河北省 12 个静配中心，其他省、自治区、直辖市自费的静配中心不足 10 个。

本题调查静配中心收取输液调配费的医保报销情况。调研结果显示，50% 以上的医院静配中心收取的输液调配费纳入了医保报销范畴，包括全部报销或部分报销，仍有近 1/3 的医院静配中心未解决输液调配费医保报销的问题。输液调配费医保全部报销较好的省、自治区、直辖市为黑龙江省、云南省、广东省；输液调配费医保部分报销较好的省、自治区、直辖市为江苏省、安徽省、山东省；患者自费较多的省、自治区、直辖市为湖北省、山东省、安徽省。

表 134 中出现了同一个省、自治区、直辖市，输液调配费医保全部报销、部分报销和自费的情况同时存在的现象，其原因有多方面，以北京为例说明如下。北京市医保只报销肠外营养液和细胞毒药物的调配费，有些医院的静配中心只调配肠外营养液和细胞毒药物，故其问卷填写为医保全部报销；而有些医院即配肠外营养液和细胞毒药物，也调配普通药物，故其问卷填写为医保部分报销；还有些医院为私立医院，其调配费全部自费。所以同一地区即便是医保报销政策相同的情况下，也会因为静配中心调配的药品种类不同、医院性质不同，导致医保报销填报不同的情况。

## 71. 静配中心注射器收费方式

（1）题目：静配中心注射器收费方式（单选题并填空题）

□ 包含在收费标准内，不另外收取

□ 在收费标准的基础上，可以另外收取

□ 其他，具体如下____________

（2）问卷回收情况：共收集 466 份问卷（表 135）

表 135　问卷回收情况

| 选项 | 问卷回收数量 | 比例 |
|---|---|---|
| 包含在收费标准内，不另外收取 | 376 | 80.69% |
| 在收费标准的基础上，可以另外收取 | 65 | 13.95% |
| 其他，具体如下 | 25 | 5.36% |

（3）问卷纳入标准

①符合单选题答题规则，填写答案符合题意要求。

②参照与本题相关联的题目答案，答案前后逻辑关系一致。

（4）问卷排除标准

①不符合单选题答题规则，填写答案不符合题意要求。

②参照与本题相关联的题目答案，答案前后逻辑关系不一致。

（5）问卷纳排结果：本题调研静配中心常用耗材注射器的收费方式，前提是静配中心必须收取调配费，故与 63 题存在逻辑关系，纳入本题统计的问卷数量应当等于 63 题。故本题根据63题问卷纳排结果确定的纳入统计的问卷数量为461份。其中有效问卷为457份，无效问卷4份。

（6）问卷分析：本题有效问卷对应的457个收费的静配中心中，有372个静配中心（81.40%）注射器收费方式是包含在收费标准内，不另外收取；有65个静配中心（14.22%）注射器收费方式是在收费标准的基础上，可以另外收取。其他情况中有12个静配中心（2.62%）不收费；有2个静配中心注射器收费包含在静脉输液治疗费中；有6个静配中心注射器收费是单独收费，收费方式分别是：①每人每天收取1支注射器费用；②调配危害药品的注射器另收费，其他药品调配包含在收费标准内；③病区从患者收取2.5元/袋的静脉输液材料费，每月底静配中心根据调配袋数 ×2.5元，通过财务库，将费用从病区转到药剂科，见表136。

表136　PIVAS注射器收费方式情况

| 选项 | PIVAS数量 | 占比%=PIVAS数量/457（PIVAS总数） |
|---|---|---|
| 包含在收费标准内，不另外收取 | 372 | 81.40% |
| 在收费标准的基础上，可以另外收取 | 65 | 14.22% |
| 其他，具体如下： | 20 | 4.38% |
| PIVAS总数 | 457 | |

## 72. 静配中心一次性静脉营养输液袋材质

（1）题目：静配中心一次性静脉营养输液袋材质（多选题）

□ PVC材质，选择理由________

□ EVA材质，选择理由________

□ 其他材质：______，选择理由________

（2）问卷回收情况：共收集466份问卷（表137）

表137　问卷回收情况

| 选项 | 问卷回收数量 | 比例 |
|---|---|---|
| PVC材质，选择理由 | 104 | 22.32% |
| EVA材质，选择理由 | 304 | 65.24% |
| 其他材质：______，选择理由 | 78 | 16.74% |

（3）问卷纳入标准

①符合多选题答题规则，填写内容符合题意要求。

②参照与本题相关联的题目答案，答案前后逻辑关系一致。

（4）问卷排除标准

①不符合多选题答题规则，未填写答案或未正确回答本题内容。

②参照与本题相关联的题目答案，答案前后逻辑关系不一致。

（5）问卷纳排结果：本题共回收问卷 466 份，与 63 题存在逻辑关系，纳入本题统计的问卷数量应当等于 63 题。故本题根据 63 题问卷纳排结果确定的纳入统计的问卷数量为 461 份。在 461 份问卷中，有 4 份问卷答案为“……医院采购、目前暂时缺耗材、看器械科提供的数据”，有 57 份问卷答案为“未开展肠外营养液调配，无使用一次性静脉营养袋”，视为无效问卷。故本题的有效问卷为 400 份，无效问卷为 61 份。

（6）问卷分析：本题有效问卷对应的 400 个静配中心中，有 102 个静配中心（25.50%）选择 PVC 材质的一次性静脉营养袋；有 303 个静配中心（75.75%）选择 EVA 材质的一次性静脉营养袋；其中包含有 16 个静配中心既有 PVC 材质又有 EVA 材质的一次性静脉营养袋。在其他选项里，有 3 个静配中心使用非 PVC 材质的一次性静脉营养袋；7 个静配中心使用聚丙烯（PP）材质的一次性静脉营养袋；有 1 个静配中心肠外营养使用工业化三腔袋，见表 138。

表 138　一次性静脉营养输液袋材质选择情况

| 选项 | PIVAS 数量 | 占比 % =PIVAS 数量 /400（PIVAS 总数） |
|---|---|---|
| PVC 材质，选择理由 | 102 | 25.50% |
| EVA 材质，选择理由 | 303 | 75.75% |
| 其他材质：______，选择理由 | 11 | 2.75% |

PVC 材质的选择理由：在 102 个使用 PVC 材质的静配中心中，有 30 个静配中心（占比 29.41%）选择理由认为质量好、安全环保、操作方便；有 26 个静配中心（占比 25.49%）选择理由是因为医院统一招标采购；19 个静配中心（占比 18.63%）认为成本低、价格便宜，患者易于接受；7 个静配中心（占比 6.86%）认为符合要求和临床需要；有 6 个静配中心因为不能调配脂肪乳类营养液而选用；有 14 个静配中心未说明选择理由。见表 139。

表 139　PVC 材质的选择理由情况

| 选择理由 | PIVAS 数量 | 占比 % =PIVAS 数量 /102（PIVAS 总数） |
|---|---|---|
| 质量好、安全环保、操作方便 | 30 | 29.41% |
| 医院统一招标采购 | 26 | 25.49% |
| 成本低、价格便宜，患者易于接受 | 19 | 18.63% |
| 符合要求和临床需要 | 7 | 6.86% |
| 不能调配脂肪乳类营养液 | 6 | 5.88% |
| 未说明选择理由 | 14 | 13.73% |
| PIVAS 总数 | 102 | |

EVA 材质的选择理由：在 303 个使用 EVA 材质的静配中心中，有 172 个静配中心认为 EVA 优于 PVC，其毒性小，无危害，不含增塑剂（DEHP），避免对胰岛素及脂类药物

的吸附作用，适用于脂肪乳等脂溶性药物，不影响药物成分的相容性和稳定性；有16个静配中心选用理由是依据相关文件规定，上述2项占比62.05%；有68个静配中心认为安全稳定、环保无毒、质量有保证，占比22.44%；有35个静配中心选用理由是因为医院统一招标采购和临床需要，占比11.55%；有12个静配中心未说明和不清楚选择理由，占比3.81%，见表140。

表140 EVA材质的选择理由情况

| 选择理由 | PIVAS数量 | 占比%=PIVAS数量/303（PIVAS总数） |
|---|---|---|
| EVA优于PVC，毒性小、无危害、不含增塑剂（DEHP），避免对胰岛素及脂类药物的吸附作用，适用于脂肪乳等脂溶性药物，不影响药物成分的相容性和稳定性 | 172 | 56.77% |
| 依据相关文件规定 | 16 | 5.28% |
| 安全稳定、环保无毒、质量有保证 | 68 | 22.44% |
| 医院统一招标采购和临床需要 | 35 | 11.55% |
| 未说明和不清楚 | 12 | 3.81% |
| PIVAS总数 | 303 | |

本题了解静配中心肠外营养液调配使用的一次性静脉营养袋的材质情况。根据目前国内外已有文献报道及研究证实，以及国家食品药品监督管理局有关文件规定，因PVC对药物的吸附和增塑剂DEHP的溶出对人体健康存在安全隐患，以含有增塑剂的PVC作为原材料的产品，因相关毒性，不宜储存和输注脂肪乳等脂溶性液体和药物。新生儿、青春期前的男性、妊娠期和哺乳期的妇女不宜使用此类产品输注药物。

通过本题调研看出，大多数静配中心使用EVA材质的一次性静脉营养袋，并了解掌握含有DEHP的PVC材质袋对药物的影响，能够正确选择材质。少数静配中心因不负责采购，无法选择材质，也有不清楚材料成分的性质特点，这是潜在的安全风险隐患，尤其是肠外营养液成分复杂，种类繁多，正确选择输液袋材质，避免带来潜在的风险，对确保静脉用药安全非常重要。

## 73. 静配中心一次性静脉营养输液袋收费方式

（1）题目：静配中心一次性静脉营养输液袋收费方式

□ 包含在肠外营养液调配收费标准内，不另外收取

□ 在肠外营养液调配收费标准的基础上，可以另外收取

□ 其他，具体如下____________

（2）问卷回收情况：共收集 466 份问卷（表 141）

表 141　问卷回收情况

| 选项 | 问卷回收数量 | 比例 |
| --- | --- | --- |
| 包含在肠外营养液调配收费标准内，不另外收取 | 221 | 47.42% |
| 在肠外营养液调配收费标准的基础上，可以另外收取 | 167 | 35.84% |
| 其他，具体如下 | 78 | 16.74% |

（3）问卷纳入标准

①符合单选题答题规则，填写答案符合题意要求。

②参照与本题相关联的题目答案，答案前后逻辑关系一致。

（4）问卷排除标准

①不符合单选题答题规则，填写答案不符合题意要求。

②参照与本题相关联的题目答案，答案前后逻辑关系不一致。

（5）问卷纳排结果：本题调研静配中心常用耗材一次性静脉营养输液袋的收费方式，前提是静配中心必须收取调配费，故与 63 题存在逻辑关系，纳入本题统计的问卷数量应当等于 63 题。故本题根据 63 题问卷纳排结果确定的纳入统计的问卷数量为 461 份。在 461 份问卷中，有 54 份问卷填写内容为“未开展肠外营养液调配”，有 3 份问卷“不清楚收费情况”，均视为无效问卷。本题有效问卷为 404 份，无效问卷为 57 份。

（6）问卷分析：本题有效问卷对应的 404 个静配中心中，有 221 个静配中心（54.70%）一次性静脉营养袋收费包含在肠外营养液调配收费标准内，不另外收取；有 167 个静配中心（41.34%）一次性静脉营养袋收费在收取肠外营养液调配费基础上，可以另外收取；有 2 个静配中心一次性静脉营养袋和肠外营养液调配费均不收费；有 5 个静配中心一次性静脉营养袋不收费；有 9 个静配中心一次性静脉营养袋费用是由开具肠外营养医嘱的临床科室收取，不属于静配中心收费项目。见表 142。

表 142　一次性静脉营养输液袋收费方式情况

| 收费情况 | PIVAS 数量 | 占比 % =PIVAS 数量 / 404（PIVAS 总数） |
| --- | --- | --- |
| 一次性静脉营养袋收费包含在肠外营养液调配收费标准内 | 221 | 54.70 |
| 一次性静脉营养袋收费在肠外营养液调配费基础上可另外收取 | 167 | 41.34 |
| 一次性静脉营养袋和肠外营养液调配费均不收费 | 2 | 0.49 |
| 一次性静脉营养袋不收费 | 5 | 1.24 |
| 一次性静脉营养袋费用由临床科室收取，不属于静配中心收费项目 | 9 | 2.23 |
| PIVAS 总数 | 404 | |

本题了解开展肠外营养液调配工作的静配中心一次性静脉营养袋耗材的收费情况。调研显示，一次性静脉营养袋耗材包含在肠外营养液调配费内，不另外收取费用的情况稍多

于在肠外营养液调配费的基础上，额外收费的情况。

一次性静脉营养袋收费包含在肠外营养液调配费内，不另外收取的情况，以安徽（34个静配中心）、湖北（33个）、云南（31个）三省占比最高；一次性静脉营养袋收费在肠外营养液调配费的基础上，另外收取的情况，以广东省（34个）占比最高。除北京、辽宁、内蒙古、吉林、上海、湖南、甘肃、宁夏、新疆外，其他17个省、自治区、直辖市两种收费方式同时存在。见表143。

表143 各省、自治区、直辖市PIVAS一次性静脉营养输液袋收费方式情况

| 27省、自治区、直辖市 | 包含在肠外营养液调配收费标准内，不另外收取 | | 在肠外营养液调配收费标准的基础上，可以另外收取 | |
|---|---|---|---|---|
| | PIVAS数 | 占比%=PIVAS数/此选项问卷数221份 | PIVAS数 | 占比%=PIVAS数/此选项问卷数167份 |
| 北京 | — | — | 4 | 2.39% |
| 天津 | 5 | 2.26% | 7 | 4.19% |
| 河北 | 7 | 3.17% | 9 | 5.39% |
| 山西 | 17 | 7.69% | 3 | 1.80% |
| 辽宁 | — | — | 1 | 0.60% |
| 内蒙古 | 3 | 1.36% | — | — |
| 吉林 | — | — | 4 | 2.39% |
| 黑龙江 | 9 | 4.07% | 26 | 15.57% |
| 上海 | — | — | 1 | 0.60% |
| 江苏 | 8 | 3.62% | 18 | 10.78% |
| 安徽 | 34 | 15.39% | 10 | 5.99% |
| 福建 | 2 | 0.91% | 1 | 0.60% |
| 山东 | 15 | 6.79% | 23 | 13.77% |
| 河南 | 9 | 4.07% | 3 | 1.79% |
| 湖北 | 33 | 14.93% | 3 | 1.79% |
| 湖南 | 15 | 6.79% | — | — |
| 广东 | 9 | 4.07% | 34 | 20.36% |
| 广西 | 3 | 1.36% | 10 | 5.99% |
| 海南 | 1 | 0.45% | 1 | 0.60% |
| 重庆 | 2 | 0.91% | 1 | 0.60% |
| 四川 | 1 | 0.45% | 2 | 1.20% |
| 贵州 | 1 | 0.45% | 2 | 1.20% |
| 云南 | 31 | 14.03% | 3 | 1.80% |
| 甘肃 | 5 | 2.26% | — | — |
| 青海 | 6 | 2.71% | 1 | 0.60% |
| 宁夏 | 3 | 1.36% | — | — |
| 新疆 | 2 | 0.90% | — | — |
| 合计 | 221 | | 167 | |

## 74. 静配中心是否调配临床试验用药

（1）题目：静配中心是否调配临床试验用药

□是　　□否（跳转至77题）

（2）问卷回收情况：共收集761份问卷（表144）

表144　问卷回收情况

| 选项 | 问卷回收数量 | 比例 |
| --- | --- | --- |
| 是 | 108 | 14.19% |
| 否 | 653 | 85.81% |

（3）问卷纳入标准

①符合单选题答题规则，填写答案符合题意要求，填写“是”或“否”。

②参照与本题相关联的题目答案，答案前后逻辑关系一致。

（4）问卷排除标准

①不符合单选题答题规则，填写答案不符合题意要求。

②参照与本题相关联的题目答案，答案前后逻辑关系不一致。

（5）问卷纳排结果：选项为“是”的问卷108份问卷中，有1份问卷的第75题的答案数据出现了不合理数值，具体是山西孝义市人民医院2021年调配量11.9万袋，经与问卷填报人员核实，确认该医院没有调配临床试验用药，属于题意理解有误。纠正答案为“否”。本题回收的761份问卷，均为有效问卷，其中选项为“是”的有效问卷107份，选项为“否”的有效问卷654份。

（6）问卷分析：本题问卷对应的761个静配中心中，有107个静配中心（14.19%）开展了临床试验用药输液调配工作，654个静配中心（85.81%）没有开展临床试验用药的输液调配工作。

根据《药物临床试验质量管理规范（GCP）》，试验用药品（investigational product）是用于临床试验中的试验药物、对照药品或安慰剂。本题了解静配中心承担临床试验用药输液调配工作的情况。多数静配中心没有调配临床试验用药输液，只有少数静配中心开展了临床试验用药输液调配工作，涉及除四川省以外的29个省（自治区、市）。其中，以浙江省和广东省最多，分别有16个静配中心承担了临床试验用药输液调配工作，见表145。

表145　各省、自治区、直辖市开展了临床试验用药输液调配工作PIVAS数量

| 省、自治区、直辖市 | PIVAS数量 |
| --- | --- |
| 福建 | 1 |
| 广西 | 1 |
| 贵州 | 1 |
| 吉林 | 1 |
| 辽宁 | 1 |

续表

| 省、自治区、直辖市 | PIVAS 数量 |
|---|---|
| 内蒙古 | 1 |
| 青海 | 1 |
| 陕西 | 1 |
| 甘肃 | 2 |
| 河北 | 2 |
| 宁夏 | 2 |
| 新疆 | 2 |
| 云南 | 2 |
| 重庆 | 2 |
| 北京 | 3 |
| 河南 | 3 |
| 黑龙江 | 3 |
| 湖北 | 3 |
| 湖南 | 3 |
| 江苏 | 3 |
| 海南 | 4 |
| 天津 | 4 |
| 安徽 | 5 |
| 上海 | 5 |
| 山东 | 6 |
| 山西 | 6 |
| 江西 | 7 |
| 广东 | 16 |
| 浙江 | 16 |
| 总计 | 107 |

## 75. 静配中心调配临床试验用药 2021 年调配输液量

（1）题目：静配中心调配临床试验用药 2021 年调配输液总量为______袋（不含打包和退药），其中：_____（填空题）

普通药品输液调配量为______袋

抗生素类药品输液调配量为______袋

危害药品输液调配量为______袋

新型抗肿瘤类生物制剂输液调配量为______袋

肠外营养液（成人）调配量为______袋

肠外营养液（儿童）调配量为______袋

（2）问卷回收情况：761 个静配中心参与了本题调研，选择“跳过”的问卷有 653 份，填写了答案的问卷有 108 份。

（3）问卷纳入标准

①符合填空题答题规则。

②填写有符合本题意的合理数值。

③符合每个填空项数值逻辑关系，即各类药品调配量数值总和等于调配总量。

（4）问卷排除标准

①不符合填空题答题规则。

②未填选答案或填选“0”“无”等数据。此类问卷 13 份。

③不符合每个填空项数值逻辑关系，即各类药品调配量数值总和不等于调配总量，此类问卷 15 份。

（5）问卷纳排结果：本题调研静配中心调配临床试验用药 2021 年调配输液总量，前提是静配中心开展了临床试验用药输液的调配工作，因此本题与 74 题存在逻辑关系，本题纳入统计的问卷应当与 74 题相同，故本题纳入统计的问卷为 107 份。其中有 13 份问卷答案为“0”“无”，有 18 份问卷答案逻辑关系不一致，即各类药品调配量数值总和不等于调配总量，以上共有 31 份问卷为无效问卷。本题有效问卷为 76 份，无效问卷为 31 份。

（6）问卷分析：本题有效问卷对应的 76 个调配临床试验用药输液的静配中心中，2021 年临床试验用药调配量的平均值为 888.36 袋，中位数为 205（54.75，818.25）袋。

有 7 个静配中心调配普通药品输液临床试验用药，2021 年调配量的中位数为 40（21，1356.5）袋。

有 1 个静配中心调配抗菌药物输液临床试验用药，2021 年调配量为 10 袋。

有 59 个静配中心调配危害药品输液临床试验用药，2021 年调配量的中位数为 218（78.5，611.5）袋。

有 42 个静配中心调配新型抗肿瘤类生物制剂输液临床试验用药，2021 年调配量的中位数为 70（23.5，199.25）袋。

有 2 个静配中心调配肠外营养液（成人）临床试验用药，2021 年最低调配量为 20 袋，最高调配量为 1116 袋；

有 2 个静配中心调配肠外营养液（儿童）临床试验用药，2021 年最低调配量为 8 袋，最高调配量为 20 袋。见表 146。

表 146　2021 年 PIVAS 临床试验用药调配量单

| 调配项目 | PIVAS 数 | 均值 | 标准差 | 中位数 | $P_{25}$ | $P_{75}$ |
|---|---|---|---|---|---|---|
| 调配总量 | 76 | 888.36 | 1913.95 | 205 | 54.75 | 818.25 |
| 普通药品 | 7 | 910.29 | 1465.62 | 40 | 21 | 1356.5 |
| 抗生素类药品 | 1 | | | | | 10 |
| 危害药品 | 59 | 896.41 | 1979.6 | 218 | 78.5 | 611.5 |
| 新型抗肿瘤类生物制剂 | 42 | 169.26 | 325.36 | 70 | 23.5 | 199.25 |
| 肠外营养液（成人） | 2 | | | | 20 | 1116 |
| 肠外营养液（儿童） | 2 | | | | 8 | 20 |

注：单位：袋

## 76. 静配中心临床试验用药调配的收费标准

(1) 题目：静配中心临床试验用药调配的收费标准为 (填空题)

普通药品输液调配费为______元 / 袋

抗生素类药品输液调配费为______元 / 袋

危害药品输液调配费为______元 / 袋

新型抗肿瘤类生物制剂输液调配费为______元 / 袋

肠外营养液（成人）调配费为______元 / 袋

肠外营养液（儿童）调配费为______元 / 袋

(2) 问卷回收情况：761 个静配中心参与了本题调研，选择“跳过”的问卷有 653 份，填写了答案的问卷有 108 份。

(3) 问卷纳入标准

①符合填空题答题规则，填写有符合本题意的价格数值，为 0 以上，不包括 0 的合理数值。

②参照与本题相关联的 74 题目答案，答案前后逻辑关系一致。

(4) 问卷排除标准

①不符合填空题答题规则，未填选答案，填选不合理的价格数值。

②参照与本题相关联的 74 题目答案，答案前后逻辑关系不一致。

(5) 问卷纳排结果：本题调研静配中心调配临床试验用药调配费收取标准，前提是静配中心开展了调配临床试验用药输液的工作，因此与 74 题存在逻辑关系，本题纳入统计的问卷应当与 74 题相同，故本题纳入统计的问卷为 107 份。在 107 份开展临床试验用药调配工作的问卷中，普通药品输液调配费项目的有效问卷为 23 份，无效问卷为 84 份；抗生素类药品输液调配费项目的有效问卷为 21 份，无效问卷为 86 份；危害药品输液调配费项目的有效问卷为 60 份，无效问卷为 47 份；新型抗肿瘤类生物制剂输液调配费项目的有效问卷为 49 份，无效问卷为 58 份；肠外营养液（成人）输液调配费项目的有效问卷为 20 份，无效问卷为 87 份；肠外营养液（儿童）输液调配费项目的有效问卷为 20 份，无效问卷为 87 份。

(6) 问卷分析

①全国各类临床试验用药调配费平均价格统计：普通药品输液调配费收取价格，最高 150 元，最低 2 元，平均为 27.93 元 ±36.40 元；抗生素类药品输液调配费收取价格，最高 100 元，最低 2 元，平均为 26.54 元 ±33.59 元；危害药品输液调配费收取价格，最高 500 元，最低 1 元，平均为 74.54 元 ±78.75 元；新型抗肿瘤类生物制剂输液调配费收取价格，最高 200 元，最低 15 元，平均为 68.32 元 ±51.87 元；肠外营养液（成人）输液调配费收取价格，最高 100 元，最低 4.5 元，平均为 57.48 元 ±32.09 元；肠外营养液（儿童）输液调配费收取价格，最高 100 元，最低 4.5 元，平均为 57.73 元 ±31.63 元。见表 147。

表 147　各类临床试验用药调配费平均价格统计

| 各类临床试验用药 | 有效问卷对应的PIVAS数量 | 调配费价格均值 | 标准差 | 调配费价格中位数 | $P_{25}$ | $P_{75}$ |
|---|---|---|---|---|---|---|
| 普通药品输液 | 23 | 27.93 | 36.40 | 9 | 3.5 | 50 |
| 抗生素类药品输液 | 21 | 26.54 | 33.59 | 10 | 10 | 35 |
| 危害药品输液 | 60 | 74.54 | 78.75 | 54 | 54 | 100 |
| 新型抗肿瘤类生物制剂输液 | 49 | 68.32 | 51.87 | 60 | 60 | 80 |
| 肠外营养液（成人）输液 | 20 | 57.48 | 32.09 | 61.2 | 61.2 | 86 |
| 肠外营养液（儿童）输液 | 20 | 57.73 | 31.63 | 61.2 | 61.2 | 86 |

注：单位：元/袋

②各省、自治区、直辖市临床试验用药调配费平均收费价格统计：调配临床试验用药的静配中心涉及24个省、自治区、直辖市。普通药品调配广东省平均收费标准最高27.6元，其次是天津市平均收费标准25元；抗生素类药品调配广东省平均收费标准最高39元，其次是天津市平均收费标准25元；危害药品调配海南省平均收费标准最高39元，其次是湖北省平均收费标准38元；新型抗肿瘤类生物制剂调配湖北省平均收费标准最高38元，其次是北京市平均收费标准28元；肠外营养液（成人）调配湖北省平均收费标准最高92.5元，其次是宁夏平均收费标准62元；肠外营养液（儿童）调配湖北省平均收费标准最高92.5元，其次是山西省平均收费标准62元。见表148。

表 148　24个省、自治区、直辖市临床试验用药调配费平均价格统计

| 省、自治区、直辖市 | 普通药品输液调配费平均价格 | 抗生素类药品输液调配费平均价格 | 危害药品输液调配费平均价格 | 新型抗肿瘤类生物制剂输液调配费平均价格 | 肠外营养液（成人）输液调配费平均价格 | 肠外营养液（儿童）输液调配费平均价格 |
|---|---|---|---|---|---|---|
| 安徽 | 3 | 3 | 4.67 | 4.67 | 2 | 2 |
| 北京 | | | 16.5 | 28 | | |
| 广东 | 27.6 | 39 | 13.8 | 14.5 | 37.6 | 37.6 |
| 广西 | 5 | | | 5 | | |
| 海南 | | | 39 | 22 | | |
| 河北 | | | 4 | | | |
| 河南 | | | | 18 | | |
| 黑龙江 | 3 | 3 | 6.6 | 9.5 | 5 | 5 |
| 湖北 | 9 | 1 | 38 | 38 | 92.5 | 92.5 |
| 湖南 | 3.6 | 3.6 | 9 | 14.3 | 14.3 | 14.3 |
| 吉林 | | | 15 | | | |
| 江西 | | 1 | 3 | | | |
| 辽宁 | | | 1 | | | |
| 宁夏 | 2 | 2 | 18 | 18 | 62 | 62 |
| 山东 | 4.25 | 6.5 | 3.5 | 6 | 5 | 5 |

续表

| 省、自治区、直辖市 | 普通药品输液调配费平均价格 | 抗生素类药品输液调配费平均价格 | 危害药品输液调配费平均价格 | 新型抗肿瘤类生物制剂输液调配费平均价格 | 肠外营养液（成人）输液调配费平均价格 | 肠外营养液（儿童）输液调配费平均价格 |
|---|---|---|---|---|---|---|
| 山西 | 5 | 5 | 18.1 | 20.3 | 59 | 59.3 |
| 陕西 | | | 25 | | | |
| 上海 | 5 | 1 | 1 | 1.5 | 1 | 1 |
| 天津 | 25 | 25 | 11.3 | 11.3 | 25 | 25 |
| 新疆 | | | 5 | | | |
| 云南 | | | 8 | 8 | | |
| 浙江 | 7.6 | 7.6 | 10.7 | 9.1 | 29.5 | 30.7 |
| 重庆 | | | 5 | 5 | | |
| 江苏 | | | | 15 | | |

注：单位：元/袋

## 八、静配中心运营成本情况

本部分调研问卷共 14 道题（题号 77 ～ 90 题）。主要调查静配中心的运营成本。调研内容包括综合运行成本（77 ～ 83 题）和调配成本（84 ～ 89 题）两部分。综合运行成本包括房屋建筑、仪器设备固定资产折旧成本和维护成本、水电消耗、人力和管理成本；调配成本包括医用耗材、办公耗材等材料成本。

医用耗材包括一次性使用无菌注射器、一次性防护用品（医用防护服、护目镜、医用防护口罩、一次性 PVC 手套、一次性乳胶手套、帽、鞋套）、医嘱标签消耗（空白标签、打印纸、色带）、一次性静脉营养输液袋、包装袋、卫生消毒用品（医疗废物垃圾袋、清洁剂、消毒剂）等日常低值耗材。办公耗材包括打印机、硒鼓、纸张、办公文具、文件管理用品等日常办公时使用的消耗性产品。

统计方法说明：本部分统计结果显示，大部分题目数据的标准差比平均数大，说明数据离散性和变化范围很大，存在极端或异常数据，算数平均值受极端异常数据的影响，不能体现整体水平，而中位数不受极端异常数据的影响，为此不宜用均值来表示平均水平。根据每题数据整体的分布情况、波动情况和异常数据情况特点，对于分布比较集中的数据，采用算术平均值 ± 标准差的方法，统计整体的平均水平。对于分布比较离散的数据，则采用中位数（MD）、上四分位数 25%（$P_{25}$），下四分位数 75%（$P_{75}$）的方法，统计整体的一般水平。

总体分析结果：本部分调研问卷共 14 道题（77 ～ 90 题）30 个问答量，静配中心运行总成本汇总分析结果如下。

2019 年静配中心运营总成本的中位数为 213.71（89.41，420.48）万元，2021 年静配中心运营总成本的中位数为 205.9（87.5，419.79）万元。静配中心运营成本费用汇总表，见表 149。

表 149　静配中心运营成本费用汇总表

| 成本类别 | 分类项 | 2019 年静配中心运营成本 | | | 2021 年静配中心运营成本 | | |
|---|---|---|---|---|---|---|---|
| | | 中位数 | $P_{25}$ | $P_{75}$ | 中位数 | $P_{25}$ | $P_{75}$ |
| 综合运行 | 1. 房屋建造 | 5.75 | 2.5 | 10 | 5.75 | 2.5 | 10 |
| | 2. 房屋装修及维护 | 10 | 2 | 20 | 10 | 2 | 20 |
| | 3. 设备仪器购置 | 7.22 | 2 | 15 | 7.22 | 2 | 15 |
| | 4. 设备仪器维护 | 3 | 1 | 8.5 | 3.67 | 1 | 10 |
| | 5. 用水 | 0.6 | 0.25 | 1.44 | 0.63 | 0.29 | 1.5 |
| | 6. 用电 | 3.83 | 1.2 | 9.57 | 4.33 | 1.36 | 10 |
| | 7. 人力成本 | 160 | 72.06 | 293.2 | 151.35 | 70 | 294.07 |
| | 8. 管理成本 | 0.8 | 0.35 | 2 | 0.8 | 0.3 | 2 |
| 调配 | 9. 一次性注射器 | 7.09 | 3 | 15.24 | 6.38 | 2.73 | 13.67 |
| | 10. 一次性防护用品 | 2.66 | 1.09 | 5.01 | 3.08 | 1.45 | 5.83 |
| | 11. 医嘱标签 | 3.23 | 1.35 | 7.1 | 3 | 1.2 | 6 |
| | 12. 一次性静脉营养输液袋 | 5.74 | 1.38 | 23.38 | 6 | 1.43 | 22.13 |
| | 13. 包装袋 | 0.5 | 0.13 | 1.5 | 0.5 | 0.13 | 1.44 |
| | 14. 卫生消毒用品 | 1.25 | 0.5 | 2.97 | 1.2 | 0.5 | 2.75 |
| | 15. 医疗废物处置费 | 1.04 | 0.3 | 2.96 | 1 | 0.31 | 2.9 |
| | 16. 办公耗材及其他物品 | 1 | 0.3 | 2.61 | 0.99 | 0.3 | 2.5 |
| 总计 | | 213.71 | 89.41 | 420.48 | 205.9 | 87.5 | 419.79 |

注：单位：万元

静配中心运营成本按照 2019 年和 2021 两个年度数据显示，成本最高的项目是人力成本，年均中位数 151.35 万元（2021 年）～ 160 万元（2019 年），占比 73.51%（2021 年）～ 74.87%（2019 年）；其次是房屋装修及维护成本，年均中位数 10 万元（2019 年同 2021 年），占比 4.68%（2019 年）～ 4.86%（2021 年）；依次是设备仪器购置成本，年均中位数 7.22 万元（2019 年同 2021 年），占比 3.38%（2019 年）～ 3.51%（2021 年）；一次性注射器消耗成本，年均中位数 6.38 万元（2021 年）～ 7.09 万元（2019 年），占比 3.10%（2021 年）～ 3.32%（2019 年）；一次性静脉营养输液袋消耗成本，年均中位数 5.74 万（2019 年）～ 6 万元（2021 年），占比 2.69%（2019 年）～ 2.91%（2021 年）；房屋建造折旧成本，5.75 万元（2019 同 2021 年），占比 2.69%（2019 年）～ 2.79%（2021 年）；用电成本年均 3.83 万元（2019 年）～ 4.33 万元（2021 年），占比 1.79%（2019 年）～ 2.1%（2021 年）；设备维护成本年均 3 万元（2019 年）～ 3.67 万元（2021 年），占比 1.40%（2019 年）～ 1.78%（2021 年）；医嘱标签消耗成本年均 3 万元（2021 年）～ 3.23 万元（2019 年），占比 1.46%（2021 年）～ 1.51%（2019 年）；一次性防护用品成本年均 2.66 万元（2019 年）～ 3.08 万元（2021 年），占比 1.24%（2019 年）～ 1.50%（2021 年）；其他卫生消毒用品、医疗废物处置费、办公耗材及其他物品、管理成本、用水成本、一次性静脉营养输液包装袋 6 项成本 2019 年和 2021 年年均在 1.25 万元～ 0.5 万元，占比不到 1%。

在综合运行成本中，年均中位数消耗费用从高到低排序：第一是人力成本费用最高，年均 160 万（2019 年）～ 151 万元（2021 年）；第二是房屋装修及维护成本，年均 10 万元；第三是仪器设备购置成本年均 7.22 万元；第四是房屋建造折旧成本年均 5.75 万元；第五是用电成本年均 3.83 万元（2019 年）～ 4.33 万元（2021 年）；第六是设备维护成本年均 3 万元（2019 年）～ 3.67 万元（2021 年）；管理成本和用水成本最低，年均不到 1 万元。

在调配成本中，年均中位数消耗费用从高到低排序：第一是一次性注射器消耗成本费用最高，年均 7.09 万元（2019 年）～ 6.38 万元（2021 年）；第二是一次性静脉营养输液袋成本，年均 5.74 万元（2019 年）～ 6 万元（2021 年）；第三是医嘱标签成本，年均 3.23 万元（2019 年）～ 3 万元（2021 年）；第四是一次性防护用品成本，年均 2.66 万元（2019 年）～ 3.08 万元（2021 年）；第五是卫生消毒用品成本，年均 1.25 万元（2019 年）～ 1.2 万元（2021 年）；第六是医疗废物处置费成本，年均 1.04 万元（2019 年）～ 1 万元（2021 年）；第七是办公耗材及其他物品成本，年均 1 万元（2019 年）～ 0.99 万元（2021 年）；一次性静脉营养输液包装袋成本最低，年均 0.5 万元。2019 年静配中心运营成本消耗金额百分比排序，见表 150；2021 年静配中心运营成本消耗金额百分比排序，见表 151。

表 150　2019 年静配中心运营成本消耗金额百分比排序

| 序号 | 分类 | 2019 年均值（万元） | 百分比 |
|---|---|---|---|
| 1 | 人力成本 | 160 | 74.87% |
| 2 | 房屋装修及维护 | 10 | 4.68% |
| 3 | 设备仪器购置 | 7.22 | 3.38% |
| 4 | 一次性注射器 | 7.09 | 3.32% |
| 5 | 房屋建造 | 5.75 | 2.69% |
| 6 | 一次性静脉营养输液袋 | 5.74 | 2.69% |
| 7 | 用电 | 3.83 | 1.79% |
| 8 | 医嘱标签 | 3.23 | 1.51% |
| 9 | 设备仪器维护 | 3 | 1.40% |
| 10 | 一次性防护用品 | 2.66 | 1.24% |
| 11 | 卫生消毒用品 | 1.25 | 0.58% |
| 12 | 医疗废物处置费 | 1.04 | 0.49% |
| 13 | 办公耗材及其他物品 | 1 | 0.47% |
| 14 | 管理成本 | 0.8 | 0.38% |
| 15 | 用水 | 0.6 | 0.28% |
| 16 | 包装袋 | 0.5 | 0.23% |
| | 总计 | 213.71 | 100% |

表 151　2021 年静配中心运营成本消耗金额百分比排序

| 序号 | 分类 | 2021 年均值（万元） | 百分比 |
|---|---|---|---|
| 1 | 人力成本 | 151.35 | 73.51% |
| 2 | 房屋装修及维护 | 10 | 4.86% |
| 3 | 设备仪器购置 | 7.22 | 3.51% |

续表

| 序号 | 分类 | 2021 年均值（万元） | 百分比 |
|---|---|---|---|
| 4 | 一次性注射器 | 6.38 | 3.10% |
| 5 | 一次性静脉营养输液袋 | 6 | 2.91% |
| 6 | 房屋建造 | 5.75 | 2.79% |
| 7 | 用电 | 4.33 | 2.10% |
| 8 | 设备仪器维护 | 3.67 | 1.78% |
| 9 | 一次性防护用品 | 3.08 | 1.49% |
| 10 | 医嘱标签 | 3 | 1.46% |
| 11 | 卫生消毒用品 | 1.2 | 0.58% |
| 12 | 医疗废物处置费 | 1 | 0.49% |
| 13 | 办公耗材及其他物品 | 0.99 | 0.48% |
| 14 | 管理成本 | 0.8 | 0.39% |
| 15 | 用水 | 0.63 | 0.31% |
| 16 | 包装袋 | 0.5 | 0.24% |
| 总计 | | 205.9 | 100% |

## 77. 静配中心房屋折旧成本

（1）题目：静配中心房屋折旧成本（按 50 年折旧）每年为________元。

（房屋折旧成本按 50 年折旧计算，即按照年限平均法测算年折旧金额。计算公式：房屋折旧成本 = 静配中心建筑总费用 /50 年，房屋成本还可以医院财务数据为准）

（2）问卷回收情况：本题回收问卷 761 份，均填写了答题内容。

（3）问卷纳入标准：准确并完整填写本题内容，答题内容符合本题要求，数据合理。

（4）问卷排除标准：未准确填写本题内容，答题内容不符合本题要求，数据不合理。

（5）问卷纳排结果：761 份问卷中，有 19 份问卷答案为“-.../？”，为无法识别的数据；有 125 份问卷答案为“不清楚”“不确定”“无法提供”“旧房改造”“未计算房屋折旧”“未核算”“已过 50 年”等，未提供数据；有 59 份问卷答案为“0”，“0”的解释可分为两种情况，一是静配中心房屋的使用寿命已经超过 50 年，折旧成本为“0”；二是被调查主体不了解房屋折旧的规则。前者对综合成本计算无意义，后者属于无效数据，因此将“0”总体视为无效数据；以上共计 203 份问卷视为无效问卷。

本题有效问卷 558 份，无效问卷 203 份。

（6）问卷分析：本题有效问卷对应的 558 个静配中心，房屋折旧成本最高为 2100 万元，最低为 1 元；年房屋折旧成本的中位数为 5.75（2.5，10）万元。见表 152。

表 152　年均房屋折旧成本（按 50 年折旧）

| | 房屋折旧成本均值 | 标准差 | 房屋折旧成本的中位数 | $P_{25}$ | $P_{75}$ |
|---|---|---|---|---|---|
| 房屋折旧成本（万元） | 23.2 | 129.59 | 5.75 | 2.5 | 10 |

## 78. 静配中心房屋装修及维护成本

（1）题目：静配中心房屋装修及维护成本（按 10 年折旧）每年为 ________元。

（房屋装修及维护成本包含净化环境装修费、空气净化系统、温湿度调控系统等。房屋装修及维护成本 = 房屋装修及维护总费用 /10 年）

（2）问卷回收情况：761 个静配中心参与了本题调研，均填写了答题内容。

（3）问卷纳入标准：准确并完整填写本题内容，答题内容符合本题要求，数据合理。

（4）问卷排除标准：未准确填写本题内容，答题内容不符合本题要求，数据不合理。

（5）问卷纳排结果：761 份问卷中，有 22 份问卷答案为“-...\/\ ？”，为无法识别的数据。114 份问卷答案为“无”“不清楚”“不知道”“无法提供”“未核算”“药企建立”等，未提供数据。有 67 份问卷答案为“0”，“0”的解释可分为两种情况，一是静配中心房屋闲置，在装修及维护暂停期间，折旧成本为“0”；二是被调查主体不了解房屋装修及维护成本折旧的规则。前者对综合成本计算无意义，后者属于无效数据，因此将“0”总体视为无效数据；以上共计 203 份问卷视为无效问卷。

本题有效问卷 558 份，无效问卷 203 份。

（6）问卷分析：本题有效问卷对应的 558 个静配中心，房屋装修及维护成本最高为 158.44 万元，最低为 4 元；年房屋装修及维护成本的中位数为 10（2，20）万元。见表 153。

表 153　年均房屋装修及维护成本（按 10 年折旧）

| | 屋装修及维护成本均值 | 标准差 | 屋装修及维护成本的中位数 | $P_{25}$ | $P_{75}$ |
|---|---|---|---|---|---|
| 房屋装修及维护成本（万元） | 14.64 | 17.69 | 10 | 2 | 20 |

## 79. 静配中心设备折旧成本

（1）题目：静配中心设备折旧成本（按 10 年折旧）每年为 ________元。

（设备成本包含洁净操作工作台、监控系统、计算机软硬件、货架、冰箱、振荡器、办公家具、打印机、打包机、外送推车及各种自动化机械化设备等购置总费用。设备折旧成本 = 设备购置总费用 /10 年）

（2）问卷回收情况：761 个静配中心参与了本题调研，均填写了答题内容。

（3）问卷纳入标准：准确并完整填写本题内容，答题内容符合本题要求，数据合理。

（4）问卷排除标准：未准确填写本题内容，答题内容不符合本题要求，数据不合理。

（5）问卷纳排结果：761 份问卷中，有 20 份问卷答案为“-...\/\ ？”，无法识别数据。104 份问卷答案为“无、不清楚、不知道、无法提供、未核算”等，未提供数据。有 60 份问卷答案为“0”，“0”的解释可分为两种情况，一是静配中心当年实际未购置任何设备或者设备闲置、报废，在未使用期间，折旧成本为“0”；二是被调查主体不了解设备成本折旧的规则。前者对综合成本计算无意义，后者属于无效数据，因此将“0”总体视为无效数据；以上共计 184 份问卷视为无效问卷。

本题有效问卷 577 份，无效问卷 184 份。

（6）问卷分析：本题有效问卷对应的577个静配中心，设备折旧成本最高为573.27万元，最低为1元；年设备折旧成本的中位数为7.22（2，15）万元。见表154。

表154 年均设备成本（按10年折旧）

| | 设备折旧成本均值 | 标准差 | 设备折旧成本的中位数 | $P_{25}$ | $P_{75}$ |
|---|---|---|---|---|---|
| 设备成本（万元） | 15.38 | 36.99 | 7.22 | 2 | 15 |

## 80. 静配中心设备维护成本

（1）题目：静配中心设备维护成本。静配中心2019年设备维护成本为________元。静配中心2021年设备维护成本为________元。

（设备维护成本包含洁净操作工作台、监控系统、计算机软硬件、货架、冰箱、振荡器、办公家具、打印机、打包机、外送推车及各种自动化机械化设备等的维护总费用）

（2）问卷回收情况：本题回收问卷761份，均填写了2项填空答题内容。

（3）问卷纳入标准

①准确并完整填写本题内容，答题内容符合本题要求，数据合理。

②答案不能为“0”。

（4）问卷排除标准

①未准确填写本题内容，答题内容不符合本题要求，数据不合理。

②答案为“0”。

（5）问卷纳排结果

① 2019年静配中心设备维护成本：761份问卷中，有23份问卷答案为“-...\/\？”，为无法识别的数据；有157份问卷答案为“无”“不清楚”“不知道”“无法提供”“未核算”等，未提供数据；有128份问卷数值为0；上述共308份问卷视为无效问卷。本题有效问卷453份，无效问卷308份。

② 2021年静配中心设备维护成本：761份问卷中，有18份问卷答案为“-...\/\？”，为无法识别的数据；117份问卷答案为“无”“不清楚”“不知道”“无法提供”“未核算”等，未提供数据；有78份问卷数值为0；上述共213份视为无效问卷。本题有效问卷548份，无效问卷213份。

（6）问卷分析

① 2019年调研，有效问卷对应的453个静配中心，设备维护成本的中位数为3（1，8.5）万元。

② 2021年调研，有效问卷对应的548个静配中心，设备维护成本的中位数为3.67（1，10）万元。见表155。

表155 2019年、2021年静配中心设备维护成本

| | 年份 | 有效问卷对应的PIVAS数 | 成本年平均费用 | 标准差 | 成本的中位数 | $P_{25}$ | $P_{75}$ |
|---|---|---|---|---|---|---|---|
| 设备维护成本（万元） | 2019 | 453 | 5.83 | 7.16 | 3 | 1 | 8.5 |
| | 2021 | 548 | 6.95 | 8.96 | 3.67 | 1 | 10 |

## 81. 静配中心用水用电成本

(1) 题目：静配中心 2019 年用水成本为________元；用电成本为________元。

静配中心 2021 年用水成本为________元；用电成本为________元。

(2) 问卷回收情况：761 个静配中心参与了本题的调研，均填写了 4 项填空题的答题内容。

(3) 问卷纳入标准

①准确并完整填写本题内容，答题内容符合本题要求，数据合理。

②答案不能为“0”。

(4) 问卷排除标准

①未准确填写本题内容，答题内容不符合本题要求，数据不合理。

②答案为“0”。

(5) 问卷纳排结果

① 2019 年静配中心用水成本：在 761 份问卷中，有 31 份问卷答案为“-...\/？”，为无法识别的数据；有 191 份问卷答案为“无”“不清楚”“不知道”“无法提供”“未核算”“水电未独立计算”等，未提供数据；有 120 份问卷数值为 0；上述共 342 份问卷视为无效问卷。本题有效问卷 419 份，无效问卷 342 份。

② 2019 年静配中心用电成本：在 761 份问卷中，有 28 份问卷答案为“-...\/？”，为无法识别的数据；有 187 份问卷答案为“无、不清楚、不知道、无法提供、水电未独立计算”等，未提供数据；有 122 份问卷卷答案数值为 0；上述共 337 份视为无效问卷。本题有效问卷 424 份，无效问卷 337 份。

③ 2021 年静配中心用水成本：在 761 份问卷中，有 32 份问卷答案为“-...\/？”，为无法识别数据；有 153 份问卷答案为“无”“不清楚”“不知道”“无法提供”“水电未独立计算”等，未提供数据；有 77 份问卷答案数值为 0；上述共 262 份问卷视为无效问卷。本题有效问卷 499 份，无效问卷 262 份。

④ 2021 年静配中心用电成本：在 761 份问卷中，有 27 份问卷答案为“-...\/？”，为无法识别数据；有 151 份问卷答案为“无、不清楚、不知道、无法提供、水电未独立计算”等，未提供数据；有 77 份问卷答案数值为 0；上述共 255 份视为无效问卷。本题有效问卷 506 份，无效问卷 255 份。

(6) 问卷分析

① 2019 年静配中心年用水成本的中位数：本题有效问卷对应的 419 个静配中心，年用水成本的中位数为 0.6（0.25，1.44）万元。

② 2019 年静配中心年用电成本的中位数：本题有效问卷对应的 421 个静配中心，用电成本的中位数为 3.83（1.2，9.57）万元。

③ 2021 年静配中心年用水成本的中位数：本题有效问卷对应的 499 个静配中心，年用水成本的中位数为 0.63（0.29，1.5）万元。

④ 2021 年静配中心年用电成本的中位数：本题有效问卷对应的 506 个静配中心，年用电成本的中位数为 4.33（1.36，10）万元。见表 156。

表 156　2019 年和 2021 年 PIVAS 平均用水用电成本

| | 年份 | 有效问卷对应的 PIVAS 数 | 成本平均值 | 标准差 | 成本的中位数 | $P_{25}$ | $P_{75}$ |
|---|---|---|---|---|---|---|---|
| 用水成本 | 2019 | 419 | 2.03 | 6.84 | 0.6 | 0.25 | 1.44 |
| | 2021 | 499 | 1.93 | 5.43 | 0.63 | 0.29 | 1.5 |
| 用电成本 | 2019 | 424 | 8.58 | 18.87 | 3.83 | 1.2 | 9.57 |
| | 2021 | 506 | 9.99 | 29.27 | 4.33 | 1.36 | 10 |

注：单位：万元/年

## 82. 静配中心总人力成本

（1）题目：静配中心 2019 年总人力成本（包含静配所有员工的工资及奖金）为____元。静配中心 2021 年总人力成本（包含静配所有员工的工资及奖金）为____元。

（2）问卷回收情况：761 个静配中心参与了本题的调研，均填写了 2 项填空题的答题内容。

（3）问卷纳入标准

①准确并完整填写本题内容，答题内容符合本题要求，数据合理。

②答案不能为“0”。

（4）问卷排除标准

①未准确填写本题内容，答题内容不符合本题要求，数据不合理。

②答案为“0”。

（5）问卷纳排结果

① 2019 年静配中心总人力成本：在 761 份问卷中，有 19 份问卷答案为“*-/？”，为无法识别的数据；有 134 份问卷答案为“无、不清楚、不知道、无法测算、无法获取”等，未提供数据；有 98 份问卷数值为 0；上述共 251 份视为无效问卷。本题有效问卷 510 份，无效问卷 251 份。

② 2021 年静配中心总人力成本：在 761 份问卷中，有 15 份问卷答案为“*-/？”，为无法识别的数据；有 81 份问卷答案为“无、不清楚、不知道、无法测算、无法获取”等，未提供数据；有 47 份问卷数值为 0；上述共 342 份视为无效问卷。本题有效问卷 618 份，无效问卷 143 份。

（6）问卷分析：总人力成本包含静配中心所有员工的工资及奖金，即个人可支配收入。

① 2019 年静配中心总人力成本：本题有效问卷对应的 510 个静配中心，总人力成本的中位数为 160（72.06，293.2）万元；

② 2021 年静配中心总人力成本：本题有效问卷对应的 618 个静配中心，总人力成本的中位数为 151.35（70，294.07）万元。见表 157。

表 157　2019 年、2021 年静配中心总人力成本

| | 年份 | 有效问卷对应的 PIVAS | 均值 | 标准差 | 中位数 | $P_{25}$ | $P_{75}$ |
|---|---|---|---|---|---|---|---|
| 总人力成本 | 2019 | 510 | 214.26 | 212.29 | 160 | 72.06 | 293.2 |
| | 2021 | 618 | 211.37 | 210.35 | 151.35 | 70 | 294.07 |

注：单位：万元/年

## 83. 静配中心管理成本

（1）题目：静配中心 2019 年管理成本（静配中心人员培训学习等费用）为______元。静配中心 2021 年管理成本（静配中心人员培训学习等费用）为______元。

（2）问卷回收情况：761 个静配中心参与了本题的调研，均填写了 2 项填空题的答题内容。

（3）问卷纳入标准

①准确并完整填写本题内容，答题内容符合本题要求，数据合理。

②答案不能为“0”。

（4）问卷排除标准

①未准确填写本题内容，答题内容不符合本题要求，数据不合理。

②答案为“0”。

（5）问卷纳排结果

① 2019 年静配中心管理成本：在 761 份问卷中，有 24 份问卷答案为“*-/？”，为无法识别的数据；有 142 份问卷答案为“无、不清楚、不知道、无法测算、无法获取”等，未提供数据；有 198 份问卷数值为 0；上述共 364 份视为无效问卷。本题有效问卷 397 份，无效问卷 364 份。

② 2021 年静配中心管理成本：在 761 份问卷中，有 20 份问卷答案为“*-/？”，为无法识别的数据；有 100 份问卷答案为“无、不清楚、不知道、无法测算、无法获取”等，未提供数据；有 184 份问卷数值为 0；上述共 304 份视为无效问卷。本题有效问卷 457 份，无效问卷 304 份。

（6）问卷分析：静配中心管理成本包含人员培训学习等费用。2019 年有效问卷对应的 397 个静配中心管理成本的中位数为 0.8（0.35，2）万元；2021 年，有效问卷对应的 457 个静配中心管理成本的中位数为 0.8（0.3，2）万元。见表 158。

表 158　2019 年、2021 年静配中心管理成本

| | 年份 | 有效问卷对应的 PIVAS 数 | 成本均值 | 标准差 | 成本中位数 | $P_{25}$ | $P_{75}$ |
|---|---|---|---|---|---|---|---|
| 管理成本 | 2019 | 397 | 2.67 | 13.95 | 0.8 | 0.35 | 2 |
| | 2021 | 457 | 2.89 | 15.6 | 0.8 | 0.3 | 2 |

注：单位：万元 / 年

## 84. 静配中心一次性注射器消耗总成本

（1）题目：静配中心 2019 年一次性注射器消耗总成本为________元。静配中心 2021 年一次性注射器消耗总成本为________元。

（2）问卷回收情况：761 个静配中心参与了本题的调研，均填写了 2 项填空题的答题内容。

（3）问卷纳入标准

①准确并完整填写本题内容，答题内容符合本题要求，数据合理。

②答案不能为“0”。

（4）问卷排除标准

①未准确填写本题内容，答题内容不符合本题要求，数据不合理。

②答案为“0”。

（5）问卷纳排结果

① 2019 年静配中心一次性注射器消耗总成本：在 761 份问卷中，有 15 份问卷答案为“*-/？”，为无法识别的数据；有 131 份问卷答案为“无”“不清楚”“不知道”“无法测算”“无法获取”等，未提供数据；有 100 份问卷数值为 0；上述共 246 份视为无效问卷。本题有效问卷 515 份，无效问卷 246 份。

② 2021 年静配中心一次性注射器消耗总成本：在 761 份问卷中，有 10 份问卷答案为“*/？”，为无法识别的数据；有 76 份问卷答案为“无”“不清楚”“不知道”“无法测算”“无法获取”等，未提供数据；有 46 份问卷数值为 0；上述共 132 份视为无效问卷。本题有效问卷 629 份，无效问卷 132 份。

（6）问卷分析

① 2019 年调研：有效问卷对应的 515 个静配中心一次性注射器消耗总成本的中位数为 7.09（3，15.24）万元；

② 2021 年调研：有效问卷对应的 629 个静配中心一次性注射器消耗总成本的中位为 6.38（2.73，13.67）万元。见表 159。

表 159　2019 年和 2021 年一次性注射器消耗总成本

| | 年份 | 有效问卷对应的 PIVAS 数量 | 成本均值 | 标准差 | 成本中位数 | $P_{25}$ | $P_{75}$ |
|---|---|---|---|---|---|---|---|
| 一次性注射器消耗总成本 | 2019 | 515 | 16.2 | 67.94 | 7.09 | 3 | 15.24 |
| | 2021 | 629 | 12.82 | 22.85 | 6.38 | 2.73 | 13.67 |

注：单位：万元 / 年

## 85. 静配中心一次性防护用品总成本

（1）题目：静配中心 2019 年一次性防护用品总成本为______元（包括防护服、口罩、手套、帽子、鞋套等）。静配中心 2019 年一次性防护用品总成本为______元（包括防护服、口罩、手套、帽子、鞋套等）。

（2）问卷回收情况：本题共回收 761 份问卷，均填写了 2 项填空题答题内容。

（3）问卷纳入标准

①准确并完整填写本题内容，答题内容符合本题要求，数据合理。

②答案不能为“0”。

（4）问卷排除标准

①未准确填写本题内容，答题内容不符合本题要求，数据不合理。

②答案为“0”。

（5）问卷纳排结果

① 2019 年静配中心一次性防护用品总成本：在 761 份问卷中，有 14 份问卷答案为

“*-/？”，为无法识别的数据；有136份问卷答案为“无”“不清楚”“不知道”“无法测算”“无法获取”等，未提供数据；有99份问卷数值为0；上述共249份视为无效问卷。本题有效问卷512份，无效问卷249份。

②2021年静配中心一次性防护用品总成本：在761份问卷中，有10份问卷答案为“*/？”，为无法识别的数据；有82份问卷答案为“无”“不清楚”“不知道”“无法测算”“无法获取”等，未提供数据；有48份问卷数值为0；上述共140份视为无效问卷。本题有效问卷621份，无效问卷140份。

（6）问卷分析：静配中心一次性防护用品包含医用防护服、护目镜、医用防护口罩、一次性PVC手套、一次性乳胶手套、帽、鞋套等。

①2019年调研：有效问卷对应的512个静配中心一次性防护用品总成本的中位数为2.66（1.09，5.01）万元。

②2021年调研：有效问卷对应的621个年静配中心一次性防护用品总成本的中位数为3.08（1.45，5.83）万元。见表160。

表160 2019和2021年静配中心一次性防护用品总成本

| | 年份 | 有效问卷对应的PIVAS数量 | 均值 | 标准差 | 中位数 | $P_{25}$ | $P_{75}$ |
|---|---|---|---|---|---|---|---|
| 一次性防护用品总成本 | 2019 | 512 | 4.72 | 10.54 | 2.66 | 1.09 | 5.01 |
| | 2021 | 621 | 5.81 | 15.6 | 3.08 | 1.45 | 5.83 |

注：单位：万元/年

## 86. 静配中心医嘱标签消耗总成本

（1）题目：静配中心2019年医嘱标签消耗总成本为______元；静配中心2021年医嘱标签消耗总成本为______元（包含标签打印纸和标签色带）。

（2）问卷回收情况：本题回收问卷761份，均填写了2项填空答题内容。

（3）问卷纳入标准

①准确并完整填写本题内容，答题内容符合本题要求，数据合理。

②答案不能为“0”。

（4）问卷排除标准

①未准确填写本题内容，答题内容不符合本题要求，数据不合理。

②答案为“0”。

（5）问卷纳排结果

①2019年静配中心医嘱标签消耗总成本：在761份问卷中，有15份问卷答案为“*-/？”，为无法识别的数据；有136份问卷答案为“无”“不清楚”“不知道”“无法测算”“无法获取”等，未提供数据；有104份问卷数值为0；上述共255份视为无效问卷。本题有效问卷506份，无效问卷255份。

②2021年静配中心医嘱标签消耗总成本：在761份问卷中，有12份问卷答案为“*-/？”，为无法识别的数据；有84份问卷答案为“无”“不清楚”“不知道”“无法测算”“无法获取”等，未提供数据；有53份问卷数值为0；上述共149份视为无效问卷。本题有效问卷612份，

无效问卷 149 份。

（6）问卷分析：医嘱标签消耗成本包含空白标签打印纸、热转印碳带。

① 2019 年调研：有效问卷对应的 506 个静配中心医嘱标签消耗总成本的中位数为 3.23（1.35，7.1）万元。

② 2021 年调研：有效问卷对应的 612 个静配中心医嘱标签消耗总成本的中位数为 3（1.2，6）万元。见表 161。

表 161　2019 和 2021 年年均医嘱标签消耗成本

| | 年份 | 有效问卷对应的 PIVAS 数量 | 均值 | 标准差 | 中位数 | $P_{25}$ | $P_{75}$ |
|---|---|---|---|---|---|---|---|
| 医嘱标签消耗成本 | 2019 | 506 | 6.24 | 15.28 | 3.23 | 1.35 | 7.1 |
| | 2021 | 612 | 5.91 | 15.6 | 3 | 1.2 | 6 |

注：单位：万元 / 年

## 87. 静配中心一次性静脉营养输液袋消耗总成本

（1）题目：静配中心 2019 年一次性静脉营养输液袋消耗总成本为________元；包装袋（不包含一次性静脉营养输液袋）消耗总成本为________元。静配中心 2021 年一次性静脉营养输液袋消耗总成本为________元；包装袋（不包含一次性静脉营养输液袋）消耗总成本为________元。

（2）问卷回收情况：本题回收问卷 761 份，均填写了 4 项填空答题内容。

（3）问卷纳入标准

①准确并完整填写本题内容，答题内容符合本题要求，数据合理。

②答案不能为“0”。

（4）问卷排除标准

①未准确填写本题内容，答题内容不符合本题要求，数据不合理。

②答案为“0”。

（5）问卷纳排结果

① 2019 年静配中心一次性静脉营养输液袋消耗总成本：在 761 份问卷中，有 19 份问卷答案为“*-../？”，为无法识别的数据；有 144 份问卷答案为“无”“不清楚”“不知道”“无法测算”“无法获取”等，未提供数据；有 263 份问卷数值为 0；上述共 426 份视为无效问卷。本题有效问卷 335 份，无效问卷 426 份。

② 2019 年静配中心包装袋消耗总成本：有 761 份问卷中，有 22 份问卷答案为“*-/？”，为无法识别的数据；有 178 份问卷答案为“无”“不清楚”“不知道”“无法测算”“无法获取”等，未提供数据；有 247 份问卷数值为 0；上述共 447 份视为无效问卷。本题有效问卷 314 份，无效问卷 447 份。

③ 2021 年静配中心一次性静脉营养输液袋消耗总成本：在 761 份问卷中，有 15 份问卷答案为“*-/？”，为无法识别的数据；有 109 份问卷答案为“无”“不清楚”“不知道”“无法测算”“无法获取”等，未提供数据；有 218 份问卷数值为 0；上述共 342 份视为无效问卷。本题有效问卷 419 份，无效问卷 342 份。

④ 2021 年静配中心包装袋消耗总成本：有 761 份问卷中，有 20 份问卷答案为“*-/？”，为无法识别的数据；有 117 份问卷答案为“无”“不清楚”“不知道”“无法测算”“无法获取”等，未提供数据；有 239 份问卷数值为 0；上述共 376 份视为无效问卷。本题有效问卷 385 份，无效问卷 376 份。

（6）问卷分析：2019 年调研，有效问卷对应的 335 个静配中心一次性静脉营养输液袋消耗总成本的中位数为 5.74（1.38，23.38）万元；有效问卷对应的 314 个静配中心包装袋消耗总成本的中位数为 0.5（0.13，1.5）万元。2021 年调研，有效问卷对应的 419 个静配中心一次性静脉营养输液袋消耗总成的中位数为 6（1.43，22.13）万元；有效问卷对应的 385 个静配中心包装袋消耗总成本的中位数为 0.5（0.13，1.44）万元。见表 162。

表 162　一次性静脉营养输液袋和包装袋消耗总成本 2019 年和 2021 年年均费用

| | 年份 | 有效问卷对应的 PIVAS 数 | 均值 | 标准差 | 中位数 | $P_{25}$ | $P_{75}$ |
|---|---|---|---|---|---|---|---|
| 一次性静脉营养输液袋消耗总成本 | 2019 | 335 | 27.35 | 80.59 | 5.74 | 1.38 | 23.38 |
| | 2021 | 419 | 22.99 | 48.3 | 6 | 1.43 | 22.13 |
| 包装袋消耗总成本 | 2019 | 314 | 2.05 | 9.93 | 0.5 | 0.13 | 1.5 |
| | 2021 | 385 | 2.08 | 10.75 | 0.5 | 0.13 | 1.44 |

注：单位：万元 / 年

## 88. 静配中心卫生消毒用品消耗总成本

（1）题目：静配中心 2019 年卫生消毒用品（包含医疗废物垃圾袋、清洁剂及消毒剂等）消耗总成本为______元，医疗废物处置费用为______元。静配中心 2021 年卫生消毒用品（包含医疗废物垃圾袋、清洁剂及消毒剂等）消耗总成本为______元，医疗废物处置费用为______元。

（2）问卷回收情况：本题回收问卷 761 份，均填写了 4 项填空答题内容。

（3）问卷纳入标准

①准确并完整填写本题内容，答题内容符合本题要求，数据合理。

②答案不能为“0”。

（4）问卷排除标准

①未准确填写本题内容，答题内容不符 合本题要求，数据不合理。

②答案为“0”。

（5）问卷纳排结果

① 2019 年静配中心卫生消毒用品消耗总成本：在 761 份问卷中，有 17 份问卷答案为“*-../？”，为无法识别的数据；有 151 份问卷答案为“无”“不清楚”“不知道”“无法测算”“无法获取”等，未提供数据；有 108 份问卷数值为 0；上述共 276 份视为无效问卷。本题有效问卷 485 份，无效问卷 276 份。

② 2019 年静配中心医疗废物处置费用：在 761 份问卷中，有 38 份问卷答案为“*-/？”，为无法识别的数据；有 220 份问卷答案为“无”“不清楚”“不知道”“无法测算”“无法获取”等，未提供数据；有 179 份问卷数值为 0；上述共 437 份视为无效问卷。本题有效问卷

324 份，无效问卷 437 份。

③ 2021 年静配中心卫生消毒用品消耗总成本：在 761 份问卷中，有 15 份问卷答案为"*/？"，为无法识别的数据；有 99 份问卷答案为"无""不清楚""不知道""无法测算""无法获取"等，未提供数据；有 57 份问卷数值为 0；上述共 171 份视为无效问卷。本题有效问卷 590 份，无效问卷 171 份。

④ 2021 年静配中心医疗废物处置费用：有 761 份问卷中，有 38 份问卷答案为"*-/..？"，为无法识别的数据；有 182 份问卷答案为"无""不清楚""不知道""无法测算""无法获取"等，未提供数据；有 145 份问卷数值为 0；上述共 365 份视为无效问卷。本题有效问卷 396 份，无效问卷 365 份。

（6）问卷分析：卫生消毒消耗总成本包含医疗废物垃圾袋、清洁剂及消毒剂等。

2019 年调研，有效问卷对应的 485 个静配中心卫生消毒用品消耗总成本的中位数为 1.25（0.5，2.97）万元；有效问卷对应的 396 个医疗废物处置费的中位数为 1（0.31，2.9）万元。2021 年调研，有效问卷对应的 590 个静配中心卫生消毒用品消耗总成本的中位数为 1.2（0.5，2.75）万元，有效问卷对应的 385 个医疗废物处置费的中位数为 0.5（0.13，1.44）万元。见表 163。

表 163　2019 年和 2021 年年均一次性静脉营养输液袋和包装袋消耗总成本

| | 年份 | 有效问卷 | 均值 | 标准差 | 中位数 | $P_{25}$ | $P_{75}$ |
|---|---|---|---|---|---|---|---|
| 卫生消毒用品消耗 | 2019 | 485 | 11.8 | 199 | 1.25 | 0.5 | 2.97 |
| | 2021 | 590 | 2.85 | 9.4 | 1.2 | 0.5 | 2.75 |
| 医疗废物处置费 | 2019 | 396 | 2.74 | 6.37 | 1 | 0.31 | 2.9 |
| | 2021 | 385 | 2.08 | 10.75 | 0.5 | 0.13 | 1.44 |

注：单位：万元 / 年

## 89. 静配中心办公耗材及其他物品消耗总成本

（1）题目：静配中心 2019 年办公耗材及其他物品消耗总成本为________元。静配中心 2021 年办公耗材及其他物品消耗总成本为________元。

（2）问卷回收情况：本题回收问卷 761 份，均填写了 2 项填空答题内容。

（3）问卷纳入标准

①准确并完整填写本题内容，答题内容符合本题要求，数据合理。

②答案不能为"0"。

（4）问卷排除标准

①未准确填写本题内容，答题内容不符合本题要求，数据不合理。

②答案为"0"。

（5）问卷纳排结果

① 2019 年静配中心办公耗材及其他物品消耗总成本：在 761 份问卷中，有 16 份问卷答案为"*-/？"，为无法识别的数据；有 142 份问卷答案为"无、不清楚、不知道、无法测算、无法获取"等，未提供数据；有 107 份问卷数值为 0；上述共 265 份视为无效问卷。本题

有效问卷 496 份，无效问卷 265 份。

② 2021 年静配中心办公耗材及其他物品消耗总成本：在 761 份问卷中，有 11 份问卷答案为“*/？”，为无法识别的数据；有 88 份问卷答案为“无、不清楚、不知道、无法测算、无法获取”等，未提供数据；有 56 份问卷数值为 0；上述共 155 份视为无效问卷。本题有效问卷 606 份，无效问卷 155 份。

（6）问卷分析：办公耗材包括打印机、硒鼓、纸张、办公文具、文件管理用品等日常办公时使用的消耗性产品。2019 年调研，有效问卷对应的 496 个静配中心办公耗材及其他物品消耗总成本的中位数为 1（0.3，2.61）万元。2021 年调研，有效问卷对应的 606 个静配中心办公耗材及其他物品消耗总成本的中位数 0.99（0.3，2.5）万元。见表 164。

表 164　2019 和 2021 年办公耗材及其他物品消耗总成本

| | 年份 | 有效问卷对应的 PIVAS 数 | 均值 | 标准差 | 中位数 | $P_{25}$ | $P_{75}$ |
|---|---|---|---|---|---|---|---|
| 办公耗材及其他物品消耗总成本 | 2019 | 496 | 3.79 | 19.49 | 1 | 0.3 | 2.61 |
| | 2021 | 606 | 4.09 | 21.93 | 0.99 | 0.3 | 2.5 |

注：单位：万元 / 年

## 90. 您认为静配中心运营总成本的计算应该包含哪些内容

（1）题目：您认为静配中心运营总成本的计算应该包含下列哪些内容（多选题并填空题）

□ 人力成本

□ 材料成本

□ 固定资产购置及折旧维护成本

□ 水电成本

□ 管理成本（静配中心人员培训学习等费用）

□ 药品成本（药品破损、过期等损耗）

□ 其他成本：__________

（2）问卷回收情况：共收集 761 份问卷（表 165）

表 165　问卷回收情况

| 选项 | 问卷回收数量 | 比例 |
|---|---|---|
| 人力成本 | 751 | 98.69% |
| 材料成本 | 746 | 98.03% |
| 固定资产购置及折旧维护成本 | 734 | 96.45% |
| 水电成本 | 731 | 96.06% |
| 管理成本（静配中心人员培训学习等费用） | 732 | 96.19% |
| 药品成本（药品破损、过期等损耗） | 675 | 88.7% |
| 其他成本： | 51 | 6.7% |

（3）问卷纳入标准

①符合多选题答题规则，选择“人力成本”“材料成本”“固定资产购置及折旧维护成本”“水电成本”或“其他”等选项。

②选择“其他”选项后所填写信息可被识别，答案符合本题意要求。

（4）问卷排除标准

①不符合多选题答题规则。

②选择“其他”选项后所填信息无法识别或不符合本题意要求。

（5）问卷纳排结果：本题有效问卷 761 份，无效问卷 0 份。

（6）问卷分析：有效问卷对应 761 个静配中心中，98.69% 的静配中心认为静配中心运营总成本的计算应包含人力成本，98.03% 的静配中心认为静配中心运营总成本的计算应该包含材料成本，96.45% 的静配中心认为静配中心运营总成本的计算应该包含固定资产购置及折旧维护成本，96.06% 的静配中心认为静配中心运营总成本的计算应该包含水电成本，96.19% 的静配中心认为静配中心运营总成本的计算应该包含管理成本（静配中心人员培训学习等费用），88.70% 的静配中心认为静配中心运营总成本的计算应该包含药品成本（药品破损、过期等损耗）。6.7% 的静配中心认为静配中心运营总成本还应包括洁净环境全项指标检测费、信息系统软件维护费、医嘱审核药学技术服务、工作人员健康管理费、药品不良事件和差错成本、院感管理成本。见图 40。

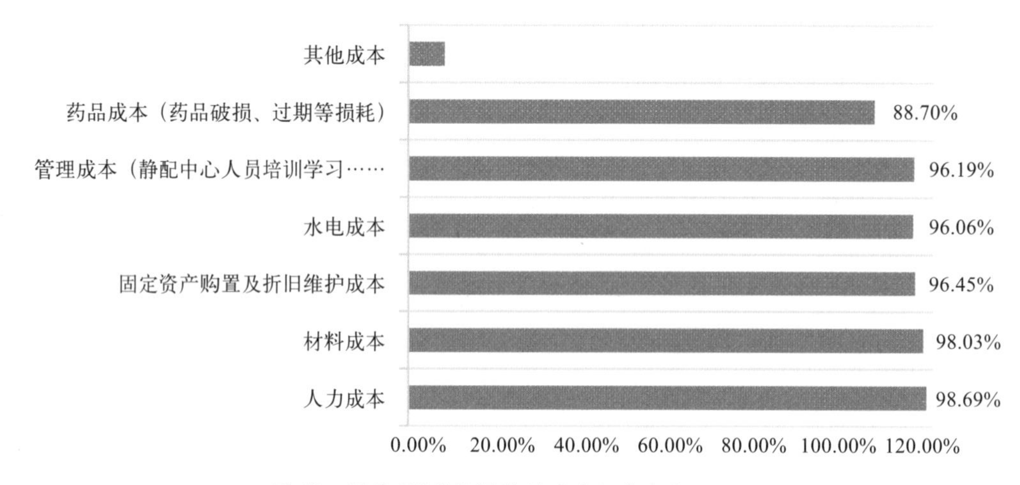


图 40　认为 PIVAS 运营总成本包含内容

# 九、静配中心收费建议

## 91. 您是否认同静配中心收取输液调配费

（1）题目：您是否认同静配中心收取输液调配费？（单选题）

□ 非常认同，理由是__________

□ 比较认同，理由是__________

□ 一般认同，理由是__________

□ 比较不认同，理由是__________

□ 非常不认同，理由是__________

（2）问卷回收情况：共收集 761 份问卷（表 166）

表 166 问卷回收情况

| 选项 | 问卷回收数量 | 比例 |
|---|---|---|
| 非常认同，理由是 | 693 | 91.06% |
| 比较认同，理由是 | 47 | 6.18% |
| 一般认同，理由是 | 9 | 1.18% |
| 比较不认同，理由是 | 7 | 0.92% |
| 非常不认同，理由是 | 5 | 0.66% |

（3）问卷纳入标准

①符合单选题答题规则，选择“非常认同”“比较认同”“一般认同”“比较不认同”或“非常不认同”等选项。

②选择选项后所填写信息可被识别，答案符合本题意要求。

（4）问卷排除标准

①不符合单选题答题规则。

②选择选项后所填信息无法识别或不符合本题意要求。

（5）问卷纳排结果：本题有效问卷 761 份，无效问卷 0 份。

（6）问卷分析：有效问卷对应 761 个静配中心中，有 693 个静配中心（91.06%）表示非常认同静配中心收取输液调配费，有 47 个静配中心（6.18%）表示比较认同，有 9 个静配中心（1.18%）表示一般认同，有 7 个静配中心（0.92%）表示比较不认同，有 5 个静配中心（0.66%）表示非常不认同，见表 167、图 41。

答题反馈说明了对静配中心收取输液调配费的认可度高。

认同收取输液调配费的理由：包括促进合理用药，保障医药服务价值，促进专业服务水平提升、体现药学人员劳动价值，保障静配中心运行与发展、静配中心为技术服务型科室，同临床服务等同，应当收取调配费用。

不认同收取输液调配费的理由：包括医院所在地区贫困，建设、运营维护及人员成本非常高，物价局核价时已经纳入护理费用。

表 167 PIVAS 收取输液调配费认同度

| 认同度 | 有效问卷对应的 PIVAS 数 | 占比 % =PIVAS 数 /761（PIVAS 总数） |
|---|---|---|
| 非常认同 | 693 | 91.06% |
| 比较认同 | 47 | 6.18% |
| 一般认同 | 9 | 1.18% |
| 比较不认同 | 7 | 0.92% |
| 非常不认同 | 5 | 0.66% |

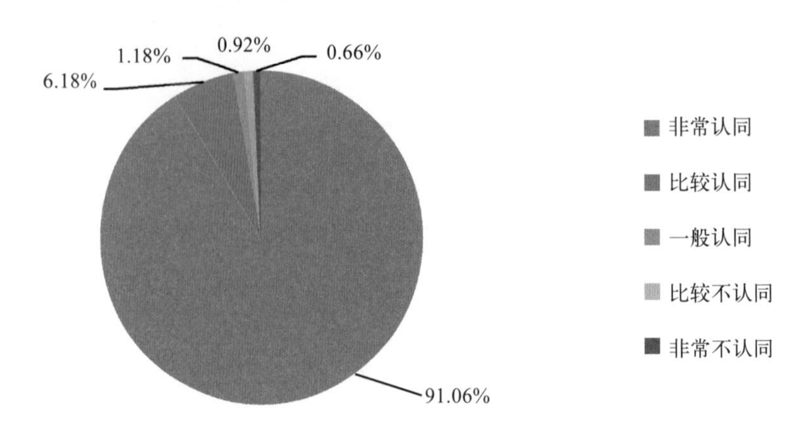


图 41　PIVAS 收取输液调配费认同度占比

## 92. 您是否认同打包药品也应制定相应的收费标准

（1）题目：目前已制定的收费标准均未对打包药品进行收费，您是否认同打包药品也应制定相应的收费标准（单选题）

□ 非常不认同，理由是__________

□ 比较不认同，理由是__________

□ 一般认同，理由是__________

□ 比较认同，理由是__________

□ 非常认同，理由是__________

（2）问卷回收情况：共收集 761 份问卷（表 168）

表 168　问卷回收情况

| 选项 | 问卷回收数量 | 比例 |
|---|---|---|
| 非常不认同，理由是 | 63 | 8.28% |
| 比较不认同，理由是 | 89 | 11.69% |
| 一般认同，理由是 | 87 | 11.43% |
| 比较认同，理由是 | 197 | 25.89% |
| 非常认同，理由是 | 325 | 42.71% |

（3）问卷纳入标准

①符合单选题答题规则，选择“非常认同”“比较认同”“一般认同”“比较不认同”或者“非常不认同”选项。

②选择选项后所填写信息可被识别，答案符合本题意要求。

（4）问卷排除标准

①不符合单选题答题规则。

②选择选项后所填信息无法识别或不符合本题意要求。

（5）问卷纳排结果：本题有效问卷 761 份，无效问卷 0 份。

（6）问卷分析：有效问卷对应761个静配中心中，有325个静配中心（42.71%）表示非常认同的静配中心打包药品制定相应的收费标准，有197个静配中心（25.89%）表示比较认同，有87个静配中心（11.43%）表示一般认同，有89个静配中心（11.69%）表示比较不认同，有63个静配中心（8.28%）表示非常不认同，见表169、图42。

答题反馈说明了对静配中心打包药品制订相应的收费标准的认可度高，认同对静配中心打包药品制订相应收费标准的理由：包括药师对医嘱合理性审核，纠正临床不合理用药，提升了临床医疗质量，体现药师的专业价值及劳动价值，输液批次分配、贴签、摆药、下发至各病区等工作，付出了人力、物力成本，需要收取费用。

不认同对静配中心打包药品制定相应收费标准的理由：包括打包药品成本较低，不适合单独收费、打包药品属于工作流程中的一部分，不需要收费、患者不易接受该收费理由。

表169 PIVAS打包药品制定相应的收费标准认可度

| 认同度 | 有效问卷对应的PIVAS数 | 占比%=PIVAS数/761（PIVAS总数） |
|---|---|---|
| 非常不认同 | 63 | 8.28% |
| 比较不认同 | 89 | 11.69% |
| 一般认同 | 87 | 11.43% |
| 比较认同 | 197 | 25.89% |
| 非常认同 | 325 | 42.71% |

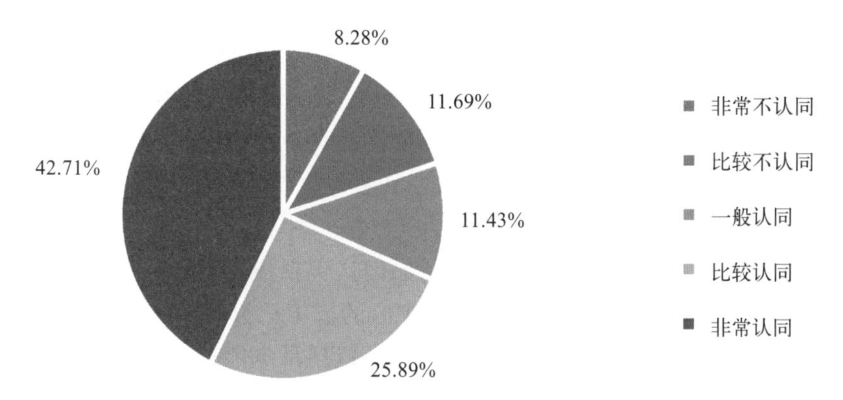


图42 打包药品制订相应的收费标准认同度占比

## 93. 您认为目前您所在医院的普通输液调配费的收费标准是否合理

（1）题目：您认为目前您所在医院的普通输液调配费的收费标准是否合理（单选题）

□ 非常不合理，理由是__________

□ 比较不合理，理由是__________

□ 一般合理，理由是__________

□ 比较合理，理由是__________

□ 非常合理，理由是__________

□ 未收费

（2）问卷回收情况：共收集761份问卷（表170）

表170　问卷回收情况

| 选项（单选） | 问卷回收数量 | 比例 |
|---|---|---|
| 非常不合理，理由是 | 92 | 12.09% |
| 比较不合理，理由是 | 131 | 17.21% |
| 一般合理，理由是 | 101 | 13.27% |
| 比较合理，理由是 | 134 | 17.61% |
| 非常合理，理由是 | 45 | 5.91% |
| 未收费 | 258 | 33.91% |

（3）问卷纳入标准

①符合单选题答题规则，选择“非常不合理”“比较不合理”“一般合理”“比较合理”“非常合理”或“未收费”选项。

②选择选项后所填写信息可被识别，答案符合本题意要求。

（4）问卷排除标准

①不符合单选题答题规则。

②选择选项后所填信息无法识别或不符合本题意要求。

（5）问卷纳排结果：本题有效问卷761份，无效问卷0份。

（6）问卷分析：有效问卷对应的761个静配中心中，有258个静配中心（33.91%）表示目前未收取普通输液调配费，仅有45个静配中心（5.91%）认为收费标准非常合理，有134个静配中心（17.61%）认为收费标准比较合理，有101个静配中心（13.27%）认为收费标准一般合理，有131个静配中心（17.21%）认为收费标准比较不合理，有92个静配中心（12.09%）认为收费标准非常不合理，见表171、图43。

认为普通输液调配费的收费标准不合理的原因：包括成本大于收益、专业技术人员的劳动价值无法体现、收取的费用不能维持静配中心的成本核算。

认为普通输液调配费的收费标准合理的原因：包括基本能达到支出平衡、根据当地相关政策文件标准收费、收费已在成本核算的预算里。

表171　所在医院普通输液调配费收费标准认同度

| 认同度 | 有效问卷对应的PIVAS数 | 占比%=PIVAS数/761（PIVAS总数） |
|---|---|---|
| 未收费 | 258 | 33.91% |
| 非常不合理 | 92 | 12.09% |
| 比较不合理 | 131 | 17.21% |
| 一般合理 | 101 | 13.27% |
| 比较合理 | 134 | 17.61% |
| 非常合理 | 45 | 5.91% |

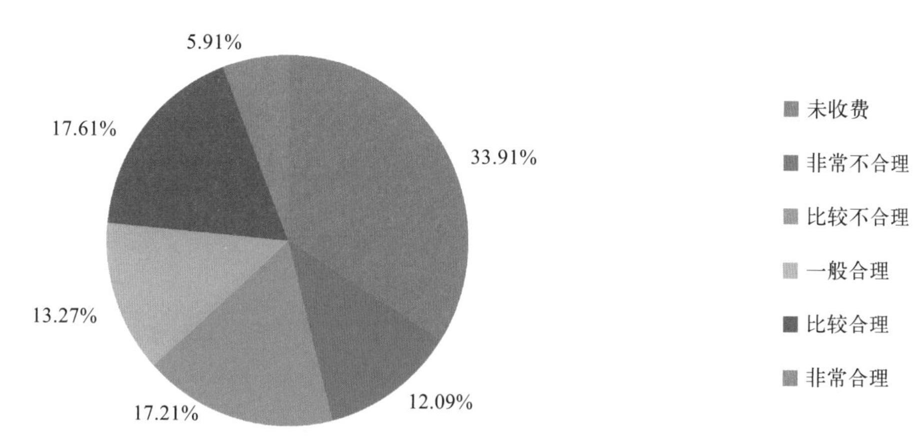


图 43 所在医院普通输液调配费收费标准认同度占比

## 94. 您建议普通输液调配费的收费标准应为多少元

（1）题目：您建议普通输液调配费的收费标准应为______元 / 袋。

（2）问卷回收情况：761 个静配中心参与了本题调研，填写问卷数 761 份。

（3）问卷纳入标准：该题填空填写了“0”及以上的数据。

（4）问卷排除标准：答案不符合本题意要求，不能判别建议普通输液调配费的收费标准的信息。

（5）问卷纳排结果：本题有效问卷 761 份，无效问卷 0 份。

（6）问卷分析：本题有效问卷对应的 761 个静配中心，普通输液调配费的收费标准的中位数为 5.50（5.00，9.00）元 / 袋，见表 172。

表 172 建议普通输液调配费的收费标准

| | 均值 | 标准差 | 中位数 | $P_{25}$ | $P_{75}$ |
|---|---|---|---|---|---|
| 普通输液调配费的收费标准 | 6.71 | 3.99 | 5.50 | 5.00 | 9.00 |

注：单位：元 / 袋

## 95. 您认为目前您所在医院的抗生素药物输液调配费的收费标准是否合理

（1）题目：您认为目前您所在医院的抗生素药物输液调配费的收费标准是否合理（单选题）

□ 非常不合理，理由是________

□ 比较不合理，理由是________

□ 一般合理，理由是__________

□ 比较合理，理由是__________

□ 非常合理，理由是__________

□ 未收费

（2）问卷回收情况：共收集 761 份问卷（表 173）

表 173　问卷回收情况

| 选项（单选） | 问卷回收数量 | 比例 |
| --- | --- | --- |
| 非常不合理，理由是 | 101 | 13.27% |
| 比较不合理，理由是 | 144 | 18.92% |
| 一般合理，理由是 | 101 | 13.27% |
| 比较合理，理由是 | 105 | 13.8% |
| 非常合理，理由是 | 43 | 5.65% |
| 未收费 | 267 | 35.09% |

（3）问卷纳入标准

①符合单选题答题规则，选择“非常不合理”“比较不合理”“一般合理”“比较合理”“非常合理”或“未收费”等选项。

②选择选项后所填写信息可被识别，答案符合本题意要求。

（4）问卷排除标准

①不符合单选题答题规则。

②选择选项后所填信息无法识别或不符合本题意要求。

（5）问卷纳排结果：本题有效问卷 761 份，无效问卷 0 份。

（6）问卷分析：本题有效问卷对应的 761 个静配中心中，有 267 个静配中心（35.09%）表示目前未收取普通输液调配费，仅 43 个静配中心（5.65%）认为收费标准非常合理，有 105 个静配中心（13.80%）认为收费标准比较合理，有 101 个静配中心（13.27%）认为收费标准一般合理，有 144 个静配中心（18.92%）认为收费标准比较不合理，有 101 个静配中心（13.27%）认为收费标准非常不合理，见表 174、图 44。

认为抗生素药物输液调配费收费标准不合理的原因：包括无法体现药师的专业技术价值、危害性及配置难度大于普通药物、抗生素药物的粉针剂的配置量大，每袋输液里加入支数较多，且很多药品难以溶解，劳动强度大、增加调配人员的职业病风险。

认为抗生素药物输液调配费收费标准合理的原因：包括收费已在成本核算的预算里、卫健委调整后的收费定价标准合理、符合当地医疗水平。

表 174　所在医院抗生素药物输液调配费收费标准认同度

| 认同度 | 有效问卷对应的 PIVAS 数 | 占比 % =PIVAS 数 /761（PIVAS 总数） |
| --- | --- | --- |
| 未收费 | 267 | 35.09% |
| 比较不合理 | 144 | 18.92% |
| 比较合理 | 105 | 13.80% |
| 非常不合理 | 101 | 13.27% |
| 一般合理 | 101 | 13.27% |
| 非常合理 | 43 | 5.65% |

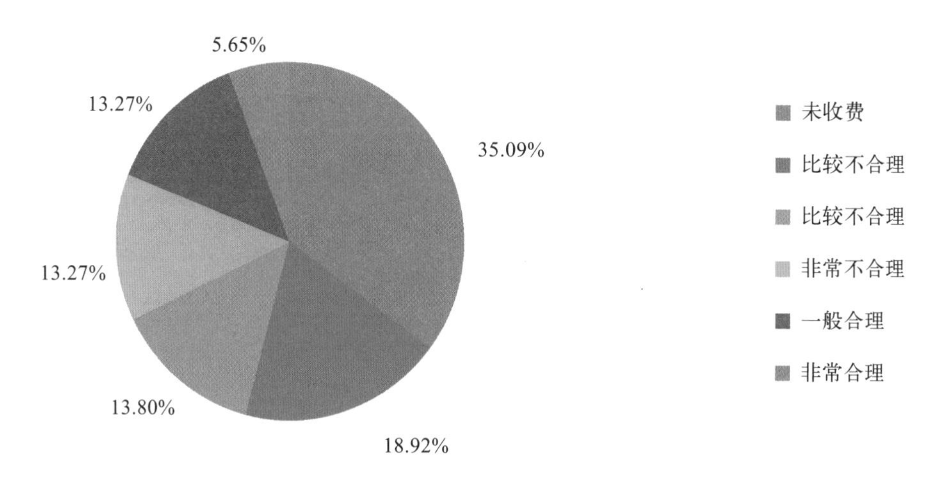


图 44 所在医院抗生素药物输液调配费收费标准认同度占比

## 96. 您建议抗生素药物输液调配费的收费标准应为多少元

（1）题目：您建议抗生素药物输液调配费的收费标准应为______元 / 袋。

（2）问卷回收情况：761 个静配中心参与了本题调研，填写问卷数 761 份。

（3）问卷纳入标准：该题填空填写了“0”及以上的数据。

（4）问卷排除标准：答案不符合本题意要求，不能判别建议抗生素药物输液调配费的收费标准的信息。

（5）问卷纳排结果：本题有效问卷 761 份，无效问卷 0 份。

（6）问卷分析：本题有效问卷对应的 761 个静配中心，建议抗生素药物输液调配费的收费标准的中位数为 9.00（6.00，10.00）元 / 袋。见表 175。

表 175 建议抗生素药物输液调配费的收费标准

| | 均值 | 标准差 | 中位数 | $P_{25}$ | $P_{75}$ |
|---|---|---|---|---|---|
| 抗生素药物输液调配费的收费标准 | 9.63 | 5.90 | 9.00 | 6.00 | 10.00 |

注：单位：元 / 袋

## 97. 您认为目前您所在医院的肿瘤化疗药物输液调配费的收费标准是否合理

（1）题目：您认为目前您所在医院的肿瘤化疗药物输液调配费的收费标准是否合理（单选题）

□ 非常不合理，理由是__________

□ 比较不合理，理由是__________

□ 一般合理，理由是__________

□ 比较合理，理由是__________

□ 非常合理，理由是__________

□ 未收费

（2）问卷回收情况：共收集 761 份问卷（表 176）

表 176 问卷回收情况

| 选项（单选） | 问卷回收数量 | 比例 |
|---|---|---|
| 非常不合理，理由是 | 119 | 15.64% |
| 比较不合理，理由是 | 154 | 20.24% |
| 一般合理，理由是 | 102 | 13.4% |
| 比较合理，理由是 | 125 | 16.42% |
| 非常合理，理由是 | 48 | 6.31% |
| 未收费 | 213 | 27.99% |

（3）问卷纳入标准

①符合单选题答题规则，选择“非常不合理”“比较不合理”“一般合理”“比较合理”“非常合理”或“未收费”选项。

②选择选项后所填写信息可被识别，答案符合本题意要求。

（4）问卷排除标准

①不符合单选题答题规则。

②选择选项后所填信息无法识别或不符合本题意要求。

（5）问卷纳排结果：本题有效问卷 761 份，无效问卷 0 份。

（6）问卷分析：本题有效问卷对应的 761 个静配中心中，有 213 个静配中心（27.99%）表示目前未收取普通输液调配费，仅 48 个静配中心（6.31%）认为收费标准非常合理，有 125 个静配中心（16.42%）认为收费标准比较合理，有 102 个静配中心（13.40%）认为收费标准一般合理，有 154 个静配中心（20.24%）认为收费标准比较不合理，有 119 个静配中心（15.64%）认为收费标准非常不合理，见表 177、图 45。

认为肿瘤化疗药物输液调配费收费标准不合理的原因：包括收费过低，肿瘤化疗药的配置有职业暴露存在职业危害且没有相关国家政策文件说明危害药品调配补贴，设备采购及维护成本昂贵，环境要求高，当前按每人 1 次 / 日收费无法控制成本，肿瘤化疗药物比普通药物加药的要求高。

认为肿瘤化疗药物输液调配费收费标准合理的原因：包括按照国家物价局标准收费，加药难度大体现了专业技术人员的价值，符合当地医疗水平。

表 177 所在医院肿瘤化疗药物输液调配费收费标准认同度

| 认同度 | 有效问卷对应的 PIVAS 数 | 占比 % =PIVAS 数 /761（PIVAS 总数） |
|---|---|---|
| 未收费 | 213 | 27.99% |
| 比较不合理 | 154 | 20.24% |
| 比较合理 | 125 | 16.42% |
| 非常不合理 | 119 | 15.64% |
| 一般合理 | 102 | 13.40% |
| 非常合理 | 48 | 6.31% |

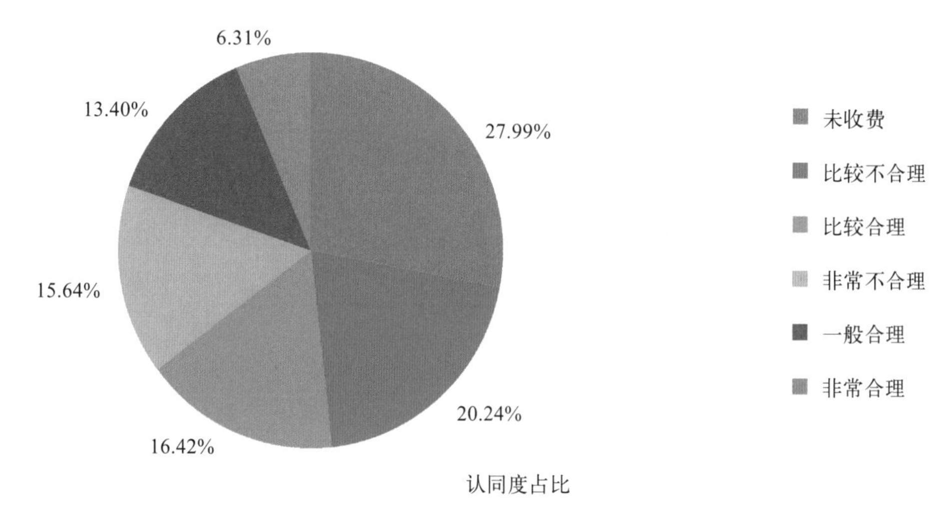


图 45　所在医院肿瘤化疗药物输液调配费收费标准

## 98. 您建议肿瘤化疗药物输液调配费的收费标准应为多少元

（1）题目：您建议肿瘤化疗药物输液调配费的收费标准应为______元 / 袋。

（2）问卷回收情况：761 个静配中心参与了本题调研，填写问卷数 761 份。

（3）问卷纳入标准：该题填空填写了“0”及以上的数据。

（4）问卷排除标准：答案不符合本题意要求，不能判别建议肿瘤化疗药物输液调配费的收费标准的信息。

（5）问卷纳排结果：本题有效问卷 761 份，无效问卷 0 份。

（6）问卷分析：本题有效问卷对应的 761 个静配中心，建议肿瘤化疗药物输液调配费的收费标准的中位数为 30.00（20.00，45.00）元 / 袋。见表 178。

表 178　建议肿瘤化疗药物输液调配费的收费标准

| | 均值 | 标准差 | 中位数 | $P_{25}$ | $P_{75}$ |
|---|---|---|---|---|---|
| 建议肿瘤化疗药物输液调配费的收费标准 | 38.35 | 180.95 | 30.00 | 20.00 | 45.00 |

注：单位：元 / 袋

## 99. 您认为目前您所在医院静配中心肠外营养液调配费的收费标准是否合理

（1）题目：您认为目前您所在医院静配中心肠外营养液调配费的收费标准是否合理（单选题）

☐ 非常不合理，理由是__________

☐ 比较不合理，理由是__________

☐ 一般合理，理由是__________

☐ 比较合理，理由是__________

☐ 非常合理，理由是__________

☐ 未收费

（2）问卷回收情况：共收集 761 份问卷（表 179）

表 179　问卷回收情况

| 选项（单选） | 问卷回收数量 | 比例 |
| --- | --- | --- |
| 非常不合理，理由是 | 111 | 14.59% |
| 比较不合理，理由是 | 143 | 18.79% |
| 一般合理，理由是 | 77 | 10.12% |
| 比较合理，理由是 | 133 | 17.48% |
| 非常合理，理由是 | 46 | 6.04% |
| 未收费 | 251 | 32.98% |
| 本题回收问卷 | 761 | |

（3）问卷纳入标准

①符合单选题答题规则，选择“非常不合理”“比较不合理”“一般合理”“比较合理”“非常合理”或“未收费”选项。

②选择选项后所填写信息可被识别，答案符合本题意要求。

（4）问卷排除标准

①不符合单选题答题规则。

②选择选项后所填信息无法识别或不符合本题意要求。

（5）问卷纳排结果：本题有效问卷 761 份，无效问卷 0 份。

（6）问卷分析：本题有效问卷对应的 761 个静配中心中，有 251 个静配中心（32.98%）表示目前未收取普通输液调配费，仅 46 个静配中心（6.04%）认为收费标准非常合理，有 133 个静配中心（17.48%）认为收费标准比较合理，有 77 个静配中心（10.12%）认为收费标准一般合理，有 143 个静配中心（18.79%）认为收费标准比较不合理，有 111 个静配中心（14.59%）认为收费标准非常不合理，见表 180、图 46。

认为肠外营养液调配费收费标准不合理的原因：包括医嘱审核难度大且配置技术要求高、配置耗时长、无法体现药师的专业技术价值、配置耗材高于调配费。

认为肠外营养液调配费收费标准合理的原因：包括肠外营养液调配要求高于普通输液调配要求、调配收费标准与静配中心运营成本基本符合、按医疗服务规范统一标准制定、体现了劳动价值、肠外营养液临床使用频次 1 袋 / 日，故按日收费合理。

表 180　所在医院肠外营养液调配费收费标准认同度占比

| 认同度 | 有效问卷对应的 PIVAS 数 | 占比 % =PIVAS 数 /761（PIVAS 总数） |
| --- | --- | --- |
| 未收取普通输液调配费 | 251 | 32.98% |
| 比较不合理 | 143 | 18.79% |
| 一般合理 | 77 | 10.12% |
| 比较合理 | 133 | 17.48% |
| 非常合理 | 46 | 6.04% |
| 非常不合理 | 111 | 14.59% |

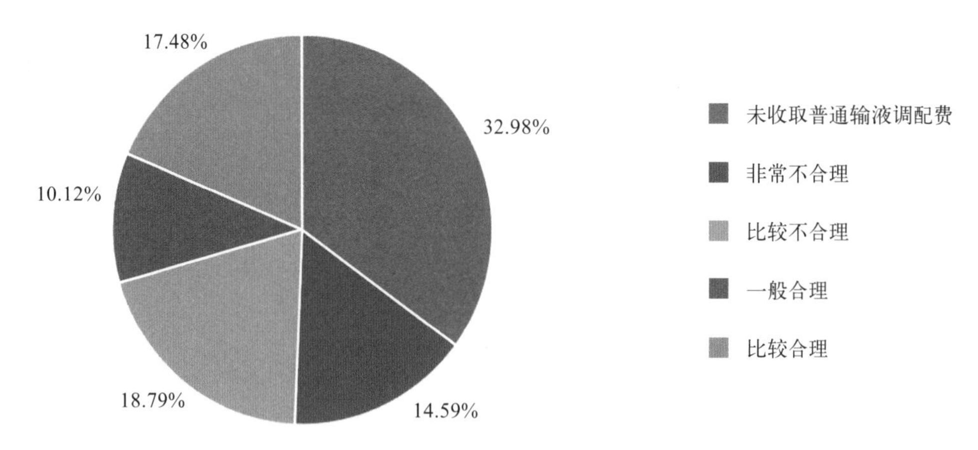


图 46 所在医院肠外营养液调配费收费标准认同度占比

## 100. 您建议静配中心肠外营养液调配费的收费标准应为多少元

（1）题目：您建议静配中心肠外营养液调配费的收费标准应为______元 / 袋。

备注：不包括输液袋费用。

（2）问卷回收情况：761 个静配中心参与了本题调研，填写问卷数 761 份。

（3）问卷纳入标准：该题填空填写了“0”及以上的数据。

（4）问卷排除标准：答案不符合本题意要求，不能判别建议静配中心肠外营养液调配费的收费标准的信息。

（5）问卷纳排结果：本题有效问卷 761 份，无效问卷 0 份。

（6）问卷分析：本题有效问卷对应的 761 个静配中心，建议肠外营养液调配费（不包括输液袋费用）的收费标准的中位数应为 40.00（21.00，60.00）元 / 袋。见表 181。

表 181 建议肠外营养液调配费（不包括输液袋费用）的收费标准

| | 均值 | 标准差 | 中位数 | $P_{25}$ | $P_{75}$ |
|---|---|---|---|---|---|
| 肠外营养液调配费（不包括输液袋费用）的收费标准 | 44.03 | 27.15 | 40.00 | 21.00 | 60.00 |

注：单位：元 / 袋

## 101. 您是否认同一次性静脉营养输液袋的费用应该另外收取

（1）题目：您是否认同一次性静脉营养输液袋的费用应该另外收取（单选题）

☐ 非常不认同，理由是__________

☐ 比较不认同，理由是__________

☐ 一般认同，理由是__________

☐ 比较认同，理由是__________

☐ 非常认同，理由是__________

（2）问卷回收情况：共收集 761 份问卷（表 182）

表 182　问卷回收情况

| 选项 | 问卷回收数量 | 比例 |
|---|---|---|
| 非常不认同，理由是 | 38 | 4.99% |
| 比较不认同，理由是 | 46 | 6.05% |
| 一般认同，理由是 | 67 | 8.8% |
| 比较认同，理由是 | 211 | 27.73% |
| 非常认同，理由是 | 399 | 52.43% |

（3）问卷纳入标准

①符合单选题答题规则，选择“非常认同”“比较认同”“一般认同”“比较不认同”或“非常不认同”等选项。

②选择选项后所填写信息可被识别，答案符合本题意要求。

（4）问卷排除标准

①不符合单选题答题规则。

②选择选项后所填信息无法识别或不符合本题意要求。

（5）问卷纳排结果：本题有效问卷 761 份，无效问卷 0 份。

（6）问卷分析：本题有效问卷对应的 761 个静配中心中，有 399 个静配中心（52.43%）表示非常认同一次性静脉营养输液袋的费用应该另外收取，有 211 个静配中心（27.73%）表示比较认同，有 67 个静配中心（8.80%）表示一般认同，有 46 个静配中心（6.05%）表示比较不认同，有 38 个静配中心（4.99%）表示非常不认同，见表 183、图 47。

静配中心一次性静脉营养输液袋应该另外收取费用的认可度最高，原因为耗材成本高（有市场价浮动，EVA 营养袋价格 20 ～ 50 元 1 个）、人力成本高、不收费无法体现专业技术价值。

表 183　一次性静脉营养输液袋的费用另外收取认同度

| 认同度 | PIVAS 数 | 占比 % =PIVAS 数 /761（PIVAS 总数） |
|---|---|---|
| 非常不认同 | 38 | 4.99% |
| 比较不认同 | 46 | 6.05% |
| 一般认同 | 67 | 8.80% |
| 比较认同 | 211 | 27.73% |
| 非常认同 | 399 | 52.43% |

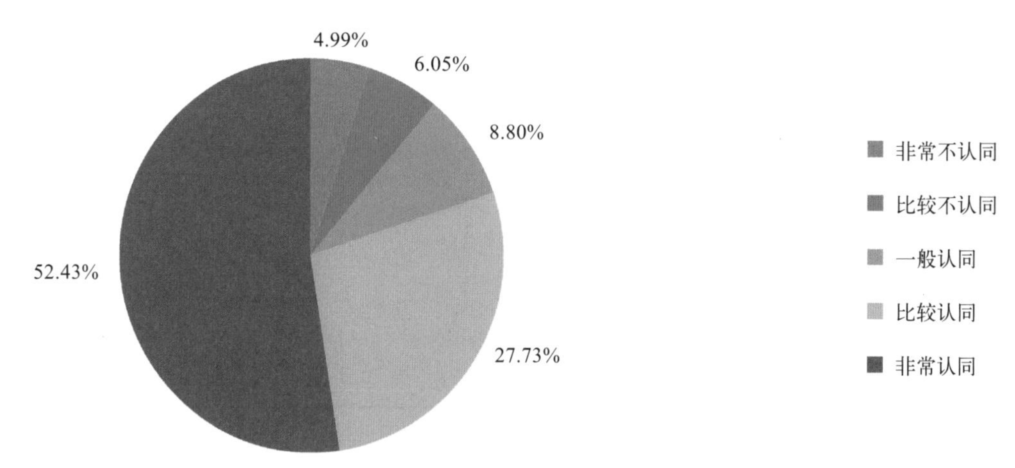


图 47 一次性静脉营养输液袋的费用另外收取认同度占比

## 102. 您所在医院建立静配中心之前的两年平均输液反应发生次数

（1）题目：您所在医院建立静配中心之前的两年平均输液反应发生次数______/ 年。

（2）问卷回收情况：761 个静配中心参与了本题调研，填写问卷数 761 份。

（3）问卷纳入标准：该题填空填写了“0”及以上的数据。

（4）问卷排除标准：答案不符合本题意要求，不能判别所在医院建立静配中心之前的两年平均输液反应发生次数的信息。

（5）问卷纳排结果：本题有效问卷 622 份，无效问卷 139 份。

（6）问卷分析：本题有效问卷对应的 622 个静配中心，建立静配中心之前的两年平均输液反应发生次数平均值为 41.84 次 / 年，见表 184。

表 184 建立 PIVAS 前两年平均发生输液反应次数

| | 均值 | 标准差 | 中位数 | $P_{25}$ | $P_{75}$ |
|---|---|---|---|---|---|
| 建立 PIVAS 前 | 41.84 | 166.07 | 5.00 | 0.00 | 21.50 |

注：单位：次 / 年

## 103. 您是否认同应该将静配中心调配费按照医院级别划分为不同档次

（1）题目：您是否认同应该将静配中心调配费按照医院级别划分为不同档次？

☐ 非常不认同，理由是________

☐ 比较不认同，理由是________

☐ 一般认同，理由是__________

☐ 比较认同，理由是__________

☐ 非常认同，理由是__________

(2)问卷回收情况：共收集761份问卷（表185）

表185 问卷回收情况

| 选项（单选） | 问卷回收数量 | 比例 |
|---|---|---|
| 非常不认同，理由是 | 145 | 19.05% |
| 比较不认同，理由是 | 189 | 24.84% |
| 一般认同，理由是 | 137 | 18.00% |
| 比较认同，理由是 | 184 | 24.18% |
| 非常认同，理由是 | 106 | 13.93% |

(3)问卷纳入标准

①符合单选题答题规则，选择“非常认同”“比较认同”“一般认同”“比较不认同”或“非常不认同”选项。

②选择选项后所填写信息可被识别，答案符合本题意要求。

(4)问卷排除标准

①不符合单选题答题规则。

②选择选项后所填信息无法识别或不符合本题意要求。

(5)问卷纳排结果：本题有效问卷761份，无效问卷0份。

(6)问卷分析：本题有效问卷对应的761个静配中心中，有106个静配中心（13.93%）非常认同将静配中心调配费按照医院级别划分为不同档次，184个静配中心（24.18%）表示比较认同，137个静配中心（18.00%）表示一般认同，189个静配中心（24.84%）表示比较不认同，145个静配中心（19.05%）表示非常不认同，见表186、图48。

将静配中心调配费按照医院级别划分为不同档次，比较不认同（24.84%）和比较认同（24.18%）的占比相当，反馈意见相差较大。

按静配中心所在医院的级别（三级、二级、一级医院），统计静配中心调配费按照医院级别划分为不同档次的认同度如下。

有效问卷对应的761个静配中心中，有666个静配中心所在医院为三级医院，有93个静配中心所在医院为二级医院，有2个静配中心所在医院为一级医院。三级医院认同度（占比15.01%、25.53%、18.32%）高于二级医院（占比6.45%、13.98%、16.13%）；二级医院不认同度（占比30.11%、33.33%）高于三级医院（占比24.02%、17.12%）。

表186 PIVAS调配费按照医院级别划分为不同档次认同度

| 认同度 | 有效问卷对应的PIVAS数 | 占比%=PIVAS数/761（PIVAS总数） |
|---|---|---|
| 非常不认同 | 145 | 19.05% |
| 比较不认同 | 189 | 24.84% |
| 一般认同 | 137 | 18.00% |
| 比较认同 | 184 | 24.18% |
| 非常认同 | 106 | 13.93% |

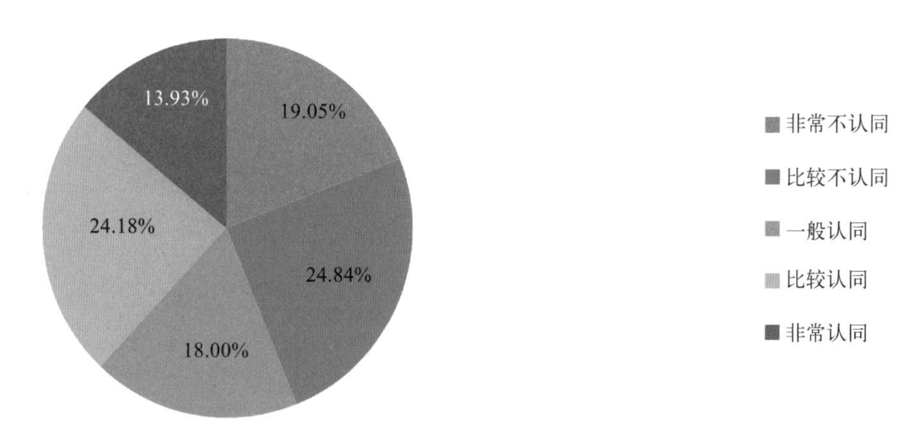


图 48 PIVAS 调配费按照医院级别划分为不同档次认同度占比

不认同按医院级别收费的原因：包括成品输液品质相同、医院等级不代表静配中心等级，静配中心的建设、人员配备、管理都是按照标准化，规范化，同质化进行的，故收费标准也应统一。

认同按医院级别收费的原因：包括高级别医院配备高水平技术人员要体现对等的劳动价值、高药学服务质量、高级别医院配液量大人力成本高、高级别医院对资质评审及规范标准要求更高。一级医院仅 2 家，表示认同的医院认为按医院级别收费是合理的，表示不认同的医院认为不同级别的医院，其静配中心的建设、验收、运行标准都是统一的，见表 187、图 49。

表 187 各级别医院对 PIVAS 调配费按医院级别收费的认同度

| 认同度 | 三级医院 | | 二级医院 | | 一级医院 | |
|---|---|---|---|---|---|---|
| | 有效问卷对应的 PIVAS 数量 | 占比 % =PIVAS 数 / 666（PIVAS 总数） | 有效问卷对应的 PIVAS 数 | 占比 % =PIVAS 数 / 93（PIVAS 总数） | 有效问卷对应的 PIVAS 数 | 占比 % =PIVAS 数 / 2（PIVAS 总数） |
| 非常不认同 | 114 | 17.12% | 31 | 33.33% | 0 | 0.00% |
| 比较不认同 | 160 | 24.02% | 28 | 30.11% | 1 | 50.00% |
| 一般认同 | 122 | 18.32% | 15 | 16.13% | 0 | 0.00% |
| 比较认同 | 170 | 25.53% | 13 | 13.98% | 1 | 50.00% |
| 非常认同 | 100 | 15.01% | 6 | 6.45% | 0 | 0.00% |

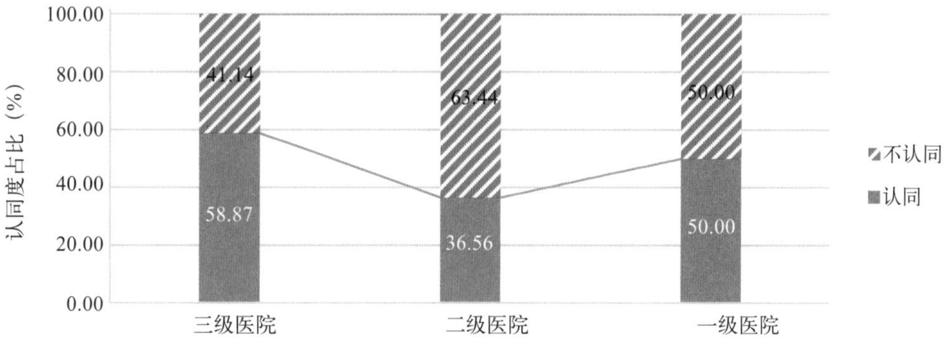


图 49 各级医院对 PIVAS 调配费按医院级别收费的认同度

## 104. 您认为影响静配中心调配费标准的因素包括哪些

（1）题目：您认为影响静配中心调配费标准的因素包括（多选题）

□ 地区的物价差异　□ 医院规模　□ 静配中心建设面积

□ 设备购置　□ 人员配备　□ 输液调配数量

□ 管理水平　□ 其他：________

（2）问卷回收情况：共收集 761 份问卷（表 188）

表 188　问卷回收情况

| 选项（多选） | 问卷回收数量 | 比例 |
| --- | --- | --- |
| 地区的物价差异 | 702 | 92.25% |
| 医院规模 | 547 | 71.88% |
| 静配中心建设面积 | 443 | 58.21% |
| 设备购置 | 555 | 72.93% |
| 人员配备 | 557 | 73.19% |
| 输液调配数量 | 519 | 68.20% |
| 管理水平 | 471 | 61.89% |
| 其他 | 39 | 5.12% |

（3）问卷纳入标准

①符合多选题答题规则，选择“地区的物价差异”“医院规模”“静配中心建设面积”“设备购置”或“其他”等选项。

②选择“其他”选项后所填写信息可被识别，答案符合本题意要求。

（4）问卷排除标准

①不符合多选题答题规则。

②选择“其他”选项后所填信息无法识别或不符合本题意要求。

（5）问卷纳排结果：本题有效问卷 761 份，无效问卷 0 份。

（6）问卷分析：影响静配中心调配费标准的因素：有效问卷对应的 761 个静配中心中，92.25%的静配中心认为静配中心调配费标准的影响因素是地区的物价差异，73.19% 的静配中心认为静配中心调配费标准的影响因素是人员配备，72.93% 的静配中心认为静配中心调配费标准的影响因素是设备购置，71.88% 的静配中心认为静配中心调配费标准的影响因素是医院规模，68.20% 的静配中心认为静配中心调配费标准的影响因素是输液调配数量，61.89% 的静配中心认为静配中心调配费标准的影响因素是管理水平，58.21% 的静配中心认为静配中心调配费标准的影响因素是静配中心建设面积，以及 5.12% 的静配中心认为静配中心调配费标准的影响因素是其他因素（包括发改委等政府物价部门的定价标准、医保政策、耗材成本、主管部门重视程度、部门工作人员的自我价值认知度、药学服务质量及附加服务），见表 189、图 50。其中，认为地区的物价差异（92.25%）是影响静配中心调配费标准的最主要因素。

表 189 认为影响 PIVAS 调配费标准的因素

| 影响因素 | 有效问卷对应的 PIVAS 数 | 占比 % =PIVAS 数 /761（PIVAS 总数） |
|---|---|---|
| 地区的物价差异 | 702 | 92.25% |
| 人员配备 | 557 | 73.19% |
| 设备购置 | 555 | 72.93% |
| 医院规模 | 547 | 71.88% |
| 输液调配数量 | 519 | 68.20 % |
| 管理水平 | 471 | 61.89% |
| 静配中心建设面积 | 443 | 58.21% |
| 其他 | 39 | 5.12% |

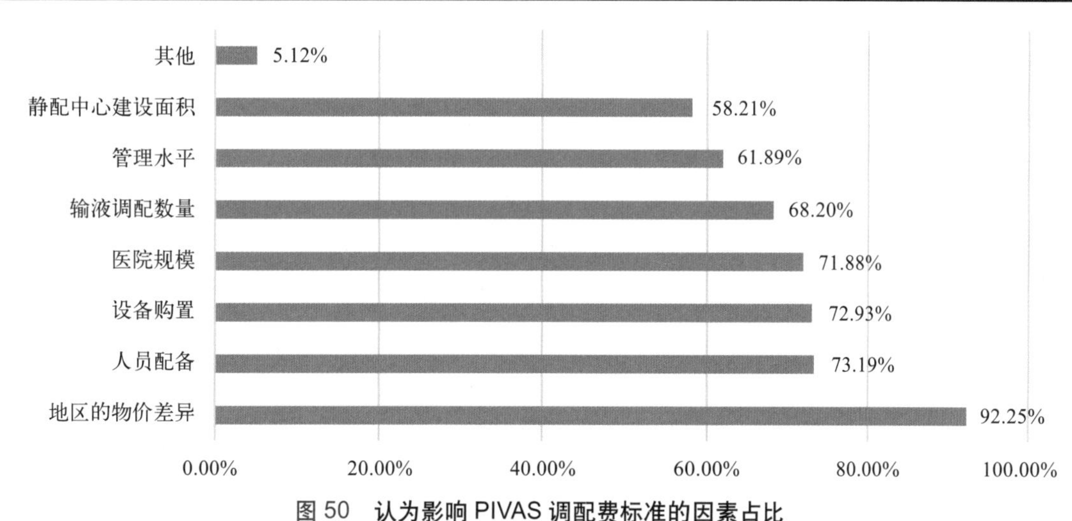


图 50 认为影响 PIVAS 调配费标准的因素占比

## 105. 您所在医院建立静配中心之后的两年平均输液反应发生次数

（1）题目：您所在医院建立静配中心之后的两年平均输液反应发生次数______/ 年。

（2）问卷回收情况：761 个静配中心参与了本题调研，填写问卷数 761 份。

（3）问卷纳入标准：该题填空填写了“0”及以上的数据。

（4）问卷排除标准：答案不符合本题意要求，不能判别所在医院建立静配中心之后的两年平均输液反应发生次数的信息。

（5）问卷纳排结果：本题有效问卷 644 份，无效问卷 117 份。

（6）问卷分析：有效问卷对应的 644 个静配中心，建立静配中心之后的两年输液反应发生次数平均值为 21.73 次 / 年，见表 190。

表 190 建立 PIVAS 后两年发生输液反应次数

| | 有效问卷对应的 PIVAS 数量 | 均值 | 标准差 | 中位数 | $P_{25}$ | $P_{75}$ |
|---|---|---|---|---|---|---|
| 建立 PIVAS 后 | 644 | 21.73 | 146.35 | 0.00 | 0.00 | 6.75 |

注：单位：次 / 年

结合第 102 题，建立静配中心之前的两年输液反应发生次数平均值为 41.84 次 / 年，说明建立静配中心以后显著降低了年输液反应发生率。

## 106. 您觉得静脉用药集中调配工作模式有哪些优势

（1）题目：您觉得静脉用药集中调配工作模式有哪些优势（多选题）

□ 防范职业危害　　□ 提高调配质量，避免药源性疾病

□ 加强药品监管，避免差错发生　　□ 提高临床用药的合理化水平

□ 保障安全用药　　□ 避免医疗纠纷　　□ 无菌调配，提高调配安全性

（2）问卷回收情况：共收集 761 份问卷（表 191）

表 191　问卷回收情况

| 选项（多选） | 问卷回收数量 | 比例 |
| --- | --- | --- |
| 防范职业危害 | 750 | 98.55% |
| 提高调配质量，避免药源性疾病 | 747 | 98.16% |
| 加强药品监管，避免差错发生 | 749 | 98.42% |
| 提高临床用药的合理化水平 | 747 | 98.16% |
| 保障安全用药 | 750 | 98.55% |
| 避免医疗纠纷 | 639 | 83.97% |
| 无菌调配，提高调配安全性 | 743 | 97.63% |

（3）问卷纳入标准：符合多选题答题规则，选择“防范职业危害”“提高调配质量，避免药源性疾病”“加强药品监管，避免差错发生”“提高临床用药的合理化水平”或“保障安全用药”等选项。

（4）问卷排除标准：不符合多选题答题规则。

（5）问卷纳排结果：本题有效问卷 761 份，无效问卷 0 份。

（6）问卷分析：下列 7 项均认为是优势因素：本题有效问卷对应的 761 个静配中心，认为静脉用药集中调配工作模式具有防范职业危害的优势占比 98.55%，认为静脉用药集中调配工作模式具有提高调配质量、避免药源性疾病的优势占比 98.16%，认为静脉用药集中调配工作模式具有加强药品监管、避免差错发生的优势占比 98.42%，认为静脉用药集中调配工作模式具有提高临床用药的合理化水平的优势占比 98.16%，认为静脉用药集中调配工作模式具有保障安全用药的优势占比 98.55%，认为静脉用药集中调配工作模式具有无菌调配可提高调配安全性的优势占比 97.63%，认为静脉用药集中调配工作模式具有避免医疗纠纷的优势占比 83.97%，见表 192、图 51。

表 192 认为 PIVAS 工作模式的优势因素占比

| 优势因素 | 有效问卷对应的 PIVAS 数量 | 占比 % =PIVAS 数 /761（PIVAS 总数） |
|---|---|---|
| 防范职业危害 | 750 | 98.55% |
| 提高调配质量，避免药源性疾病 | 747 | 98.16% |
| 加强药品监管，避免差错发生 | 749 | 98.42% |
| 提高临床用药的合理化水平 | 747 | 98.16% |
| 保障安全用药 | 750 | 98.55% |
| 避免医疗纠纷 | 639 | 83.97% |
| 无菌调配，提高调配安全性 | 743 | 97.63% |

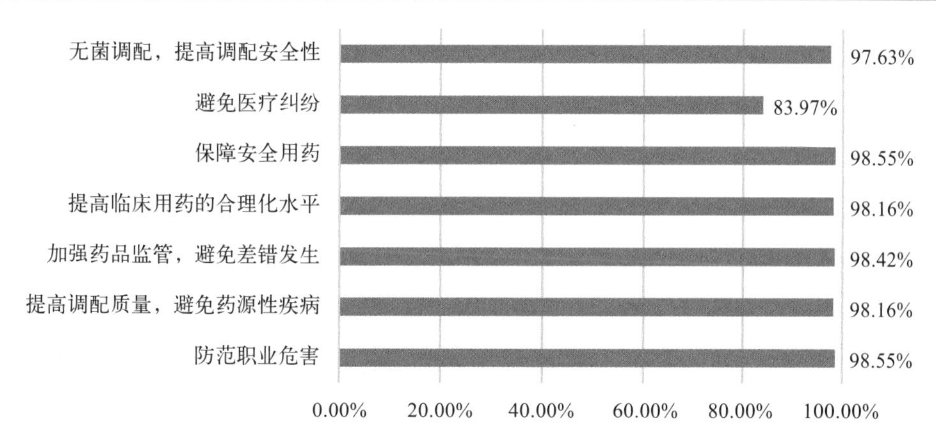


图 51 认为 PIVAS 工作模式的优势因素占比